ONKYU　　　DOKUHON

温灸読本

著者　宮川浩也

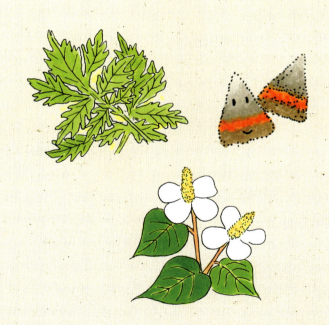

医道の日本社
Ido・No・Nippon・Sha

はじめに

３０年目のレポート

「右止左通、知ってるかい？」

「左のここが、便通をつけるツボで、右のここが、下痢を止めるツボ。だから、右止左通というんだ」

と島田隆司先生におそわって、３０年。そのツボは、天枢と外陵の間にある反応点で、阿是穴です。阿是穴は、ツボの効能（主治症）を持っていません。なぜ効くのか分からないまま、長い時間が経ってしまいました。最近、ようやっとその理由が分かり出しました。本書は、そのレポートです。

それはどうしてか、なぜなのか

鍼と灸は、何が違うのか。

透熱灸と温灸は、どこが違うのか。

マッサージと鍼灸は、何が違うのか。

ツボがはずれると効かないのはなぜか。

ツボとは一体、何ものなのか。

お灸の壮数は、何を目安にすれば良いのか。

こうして自問自答してみると、単なる「温灸の方法」の本ではなくて、鍼灸の基本をきちんと踏まえた本が必要だと思いました。『孟子』に「いくら鋤・鍬があっても、時期が来なければ役には立たぬ」（小林勝人訳、岩波書店）とあって、なるほどと思いました。鋤や鍬を買ってきても、使い方を知らない。使い方が上手になっても、いつ耕せばいいのか分からない。つまり、道具や技術があっても、使う時期が分からなければ畑仕事にならないだろうと孟子はいっています。鍼の刺し方、お灸の仕方は学んでも、運用方法が分からなければ、治療できないだろうし、治療効果を発揮することができないでしょう。そうすると、単なるマニュアルではなく、基礎になる考え方と実際の運用まで一貫したものが必要だということが分かります。

本書の構成

　以上のことを踏まえて、「経脈」、「ツボ」、「温灸の方法」の３部に分けました。「経脈」では、十二経脈のおさらい、基本事項の確認。その上で、「十一脈灸経」を材料として、初期の経脈説を解説し、今まで曖昧であった経脈の本態に迫ります。

　「ツボ」では、初期の経脈説にもとづいて、ツボの意義、ツボのかたち、ツボの探し方を説明します。ツボは実際に温灸をする場所ですから、ツボをよく理解して、よく観察してもらいたいと考えました。

　「温灸の方法」では、灸頭鍼・知熱灸・八分灸の具体的な方法を、イラスト・写真を多用して、独学でも実践できるように紹介します。

プラスとマイナス

　近ごろ、熱いお灸はイヤだ、やけどは作りたくないというニーズが多くなっています。お灸治療をしない治療院が多いといわれますが、時代の流れかもしれません。だからといって、お灸のすべてを放棄したのでは、今までの叡智までも絶えてしまいます。これでは伝統医学の継承者として先人に顔向けできません。そこで温灸に、その叡智を託してみました。やけどを作らないで、気持ちがよくて、それで体調が好くなり、病気が好転する、そういう温灸法を採り入れてみてはいかがでしょうか。

　良いことばかりではありません。煙が出る、壁がよごれる、カーテンがよごれる、火の始末が必要、モグサを買わなければならない、ライターも必要、灰皿も必要、やけどの心配もある、換気扇を替え、空気清浄機を用意しなければならない。さらには、涙が出る、鼻毛が伸びる。結構ハードル高いですね。このハードルの高さが、温灸の良さでもあるのですが。

　書き手の勢いで、温灸で何でも治るような表現になっていますが、万病に効く妙療法ではありません。くれぐれも妄想なさらないようにお願いします。

誰にも分かる

　東洋医学が広く受容されるためには、子供にも分かるような説明が必要だ、と常々思っています。

　学生がもっとも嫌いな教科が「東洋医学概論」だと聞いたことがあります。初めて接する用語にとまどい、分かりにくい専門用語のオンパレードがその理由でしょう。教員がもっとも教えにくいのが「経絡経穴概論」だとも聞いたことがあります。実態のよく分からないモノを教えるのですから、教えに

くいでしょう。もっとも必要な教科が、もっとも嫌いな教科であり、もっとも教えにくい学科である限り、今以上の発展は期待できないかもしれません。「誰にも分かるように」というスタイルは、先人がいます。江戸時代の伊藤仁斎先生です。仁斎先生は、後藤艮山先生の師匠で、艮山先生はわが国の灸法の祖です。三段論法じゃないけれど、なんだかつながって、ニヤっとしています。

　仁斎先生は、その著『童子問』第4章で「おおむね言葉が素直で、その筋道がはっきりしていて、理解しやすく、記憶しやすいものは、必ず正しい真理である。言葉が難解で、筋道が迂遠で、理解しがたく、記憶しにくいものは、必ず邪説である」（貝塚茂樹訳、論語古義・童子問、中央公論社）といっています。第27章では「人に教えても、理解されにくいのは、よい教えではない。人を指導しても、従うのがむつかしいときは、よい指導とはいえない」（同）ともいい、平易な表現を使って分かりやすく指導すべきであり、それが孔子の教えだといっています。難易なことばを使い、高尚な学問らしくしているのは、よい指導とはいえないと、強く批判しています。

　東洋医学も同じようでなければならないと思います。仁斎先生にならい、できるだけ平易な表現・内容を目ざしましたが、なかなかの難事業でした。分かりにくいところは、ご寛恕ください。

宮川浩也

CONTENTS

はじめに ii

第1章 経脈とは 1

01 十二経脈説の基礎 2

1 十二経脈 2
2 経絡 2
3 経脈の循行 2
4 営血と衛気 2
5 経脈の本来の姿 4
6 経脈病 7
7 経穴を使った治療・経脈を疏通する治療 7
8 営血と衛気は切り離せない 8

02 経脈の本来の姿に迫る 10

1 経脈の流れが通れば健康 10
2 温灸と疏通 10
3 経脈説の本態を知ろう 10
4 初期の経脈説 11
5 再び：経脈図 19
6 再び：有余を取り、不足を益す 25
7 再び：温かみ（気） 25
8 お灸の後の養生 30

第2章 ツボのとらえ方 31

01 ツボの3要素 32

1 深さ、状態、広さがツボの3要素 32

02 ツボの深さ 33

03 ツボの状態 35

1 ほてり 35
2 冷え 37
3 硬さ（硬結） 40
4 へこみ（陥下） 41
5 ツボの重層化 44

vi 温灸読本

04 ツボの広さ ———————————————————————— 47
05 経脈の阻滞の慢性化 ————————————————— 51
1 ツボが多いほど慢性化している ———————————————— 51
2 阻滞のある経脈が多くなると慢性化している ————————— 51
3 ツボ自体が慢性化する ————————————————————— 52
4 阻滞を探す目安 ——————————————————————— 53

06 診察 ———————————————————————————— 57
1 脈診 ———————————————————————————————— 57
2 触診 ———————————————————————————————— 59
3 撮診 ———————————————————————————————— 65

第3章 温灸の施術方法 ——— 69

01 モグサについて ————————————————————— 70
1 モグサの鑑別 ————————————————————————— 70
2 ある程度の火力 ——————————————————————— 72
3 まとまりやすいモグサ ———————————————————— 72
4 均一に燃える ———————————————————————— 74
5 コスト ————————————————————————————— 74
6 煙 ——————————————————————————————— 74
7 線香 ———————————————————————————————— 76

02 温灸の実際 ———————————————————————— 77
1 知熱灸 ———————————————————————————— 77
2 灸頭鍼 ———————————————————————————— 87
3 八分灸 ———————————————————————————— 95

03 おわりに ————————————————————————— 99

附録 ————————————————————————————————— 100
あとがき ————————————————————————————— 103

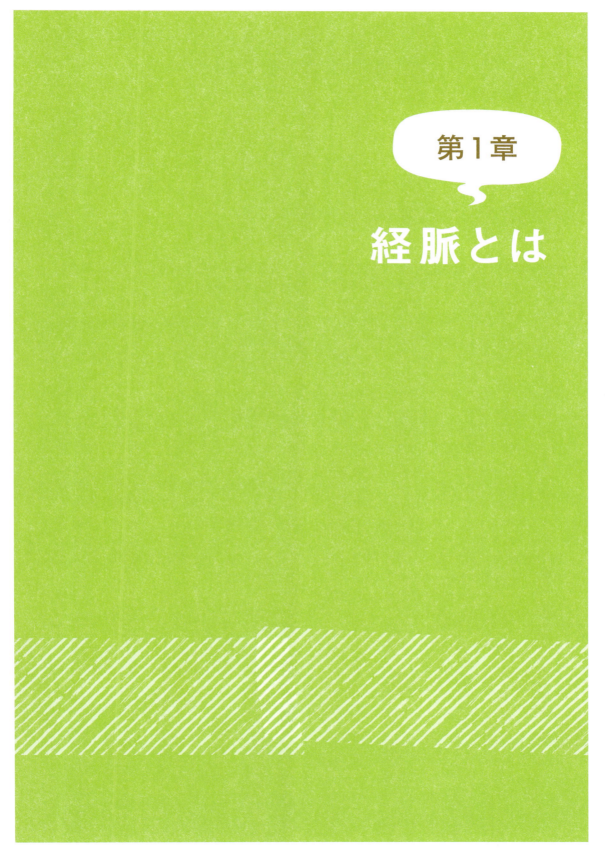

01 十二経脈説の基礎

❶ 十二経脈

経脈説は、「十二経脈説」とそのひな型である「初期の経脈説」に分かれます。それではまず、十二経脈説について、その全体像を見ておきましょう。

「十二経脈」は12本の経脈で構成されているユニットです。十二経脈は、略して「経脈」といいます。十二経脈、あるいは経脈といえる経脈には、営血・衛気が流れています。

十二経脈のほかに、奇経八脈のユニットがあります。十二経脈を「正経」といい、それに対して奇経八脈のユニットは「奇経」といいます。奇経には営血と衛気が流れていませんので、経脈とはいいません。

奇経八脈のうち、任脈と督脈が十二経脈に準ずる経脈ということで、「十四経」というユニットが作られました。「十四経」といって、「十四経脈」といわないのは、営血・衛気が流れていない任脈と督脈が含まれているからです。この十二経脈に基づく医説を「十二経脈説」といいます。

❷ 経絡

経脈系統と絡脈系統を合わせて、「経絡系統」（略して「経絡」）といいます。経脈を指して「経絡」ということがありますが、誤解を避ける意味で、経脈、絡脈、経絡を使い分けたほうがよいでしょう。

❸ 経脈の循行

経脈の流れを「循行」または「流注」といいます。循行には「内行」と「外行」があります。身体の内部、つまり胸腔・腹腔・骨盤腔の中の循行を「内行」といいます。この内行は蔵府などを流れています。身体の外部、つまり体壁・四肢・頭部・頸部などの循行を「外行」といいます。外行はさらに「浅層」と「深層」に分かれ、皮膚から骨・関節まで流れています（図1-1、表1-1）。浅層と深層はツボの深さと関わります。

❹ 営血と衛気

経脈には、営血と衛気が流れています。区分すれば、脈中（経脈の中）を営血が流れ、脈

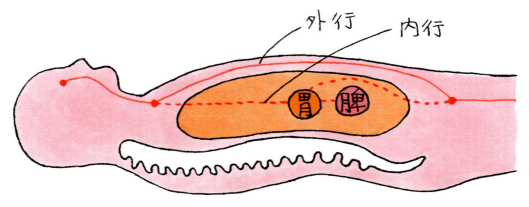

図1-1 足腸明胃経の矢状面断面図。循行には内行（破線）と外行（実線）がある。内行の状況が明らかになったことは、十二経脈説の最大の進化で、内行の状況が分かるようになって蔵府の治療も可能になった

表1-1　内行と外行

循行	内行	胸腔・腹腔・骨盤腔	蔵府など
	外行	体壁・四肢・頭頸部	（浅層）皮膚・皮下組織
			（深層）筋肉・靱帯・関節

第1章 経脈とは　3

外（経脈の外）を衛気が流れています。

　営血とは、中焦で吸収された営気が含まれる血です。中焦とは、胃全体を囲んでいる器官で、水穀（飲食物、栄養物質）から営気を吸収します。営気は全身の組織・器官を栄養します。

　衛気とは、上焦で吸収された水穀の成分で、身体を温める作用（温煦作用）があり、浅層に分布して外邪を防いでいます（防衛作用）。温煦作用があるために、営血が全身くまなく流れることができます。上焦とは、胃の上口（噴門付近）を囲んでいる器官です。

　営血と衛気が正常に流れることによって、全身の健康が維持されています。ここが、経脈説でいちばん大切な部分です。

⑤　経脈の本来の姿

　一口に経脈といっても、いろいろなとらえ方があります（表1-2）。

❶ 本来の姿

　経脈は全身の組織・器官を栄養し、温めているのですから営血・衛気が流れるすべての範囲を経脈といいます。別のいい方をすれば「脈中」、「脈外」、すべてを経脈といいます。本書は、この経脈の本来の姿を前提に温灸の仕方を説明します。

❷ 狭い意味

　図1-2のように、営血の流れる「脈中」だけを経脈ということがあります。主な通り道（主たる経脈）だけでなく、細かな通り道（細かい経脈）も含みます。

❸ さらに狭い意味

　主たる経脈だけを指して経脈ということもあります。『霊枢』経脈篇の循行の記述がまさしくこれに相当します。

❹ 便宜的な線

　経穴と経穴を結んだ線を経脈ということもあります。経脈の本態から遠くかけ離れた、

表1-2　経脈の意味

❶本来の姿	営血・衛気の及ぶすべての範囲
❷狭い意味	すべての営血の通り道（主な通り道と細かな通り道を含む）
❸さらに狭い意味	主な営血の通り道（主な通り道。『霊枢』経脈篇で説明される）
❹便宜的な線	経穴を結んだ線

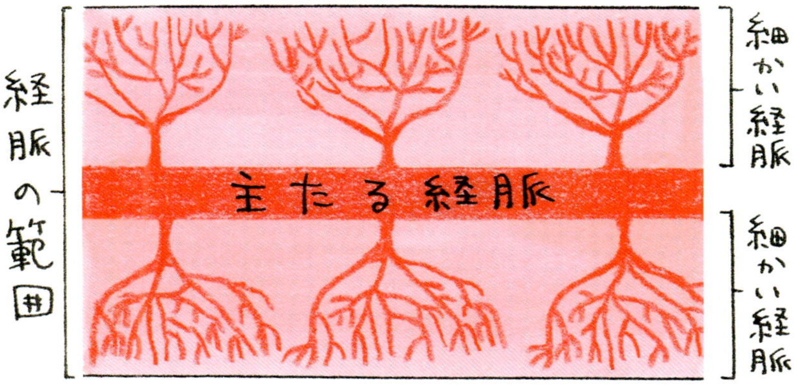

図1-2 主たる経脈と細かい経脈

経脈は主たる経脈だけでなく、細かい経脈を含む（赤い線）。さらに、循行するすべての範囲（ピンク色の部分）を経脈という

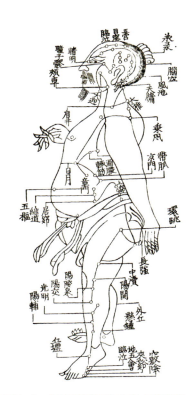

図1-3 『十四経発揮』の足少陽胆経

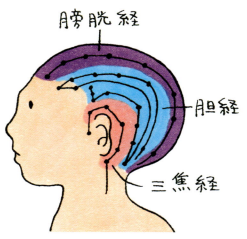

図1-4 側頭部の循行

便宜的な線の足少陽胆経は、折り返したり、ジグザグしたりしていますが、いずれも青色の本来の姿の足少陽胆経の範囲に入っている

第1章 経脈とは　5

学習の便宜を図るために引かれた線です。これはあくまで仮の姿であって、実際の治療では表1-2の❶の本来の姿の経脈をイメージします。

たとえば、図1-3は元・滑伯仁の『十四経発揮』の足少陽胆経の図です。経脈は線で描かれ、経穴は点で描かれています。教科書で見ているし、参考書で見ている、まぎれもない経脈図です。自慢ではないのですが、鍼灸師人生の半分は、この線を経脈の真の姿だと思っていたので、ずっとモヤモヤしていました。この線の中を何が流れているのだろう。それは「気」だという。その気とは、「中国思想の重要なモノなので、本に書いても書き尽くせないし、すぐには分かるものではない」といいます。これでモヤモヤしない人がいるでしょうか。

たとえば、足少陽胆経ですが、側頭部では、折り返したり、ジグザグしたりして循行しています(図1-4)。

営血・衛気が流れる全体を経脈というならば、折り返しもジグザグしている部分もすべてその経脈に含まれます。『十四経発揮』の経絡図は経穴点を結んだもので、そもそも簡略図で、経脈の真の姿を現しているわけではありません。それを真の姿と思い込んでいたの

で、長らくモヤモヤしていたわけです。

ついでに触れておきますが、経穴も誤解していました。点だと思っていました。後述しますが、古典では「艾炷は底辺の直径7mm」を基準としていたようです。なぜ、7mmかというと、ツボをおおえないからだといいます。つまり、ツボは点ではなくて面で、広がりがあるものだったのです。ツボを点だと思って、何十年。間違いではないのでしょうけど、不自由でした。また、経穴の位置(穴位)は決定されているものだと思っていましたが、「位置を示す仮のポイントであるから、臨床にあたってはよく探って真のポイントをみつけよ」と古典に書いてあります(『千金方』灸例篇)。先人がいう「真穴」、先輩方が口をすっぱくしていう「生きたツボ」というのが、本当のツボの姿なのです。

もし、経脈が線であれば、温灸の出番はありません。なぜなら、線を治療するのであれば、鍼を刺すか透熱灸がちょうどよく、底辺が広い温灸でははみ出してしまいます。さらに経穴が点であれば、知熱灸では大きすぎますし、灸頭鍼で広く温める理由がありません。温灸をするならば、経脈は幅広く、経穴も広いものでなければなりません。そういった意味で、経脈は営血・衛気が流れる全体で

あるということならば、温灸の意義をきちんと説明でき、余裕をもって治療することができます。

6 経脈病

　経脈が正常に流れていれば、全身は健康的に運営されます。その流れが悪くなると病気が生まれます。経脈の流れが悪くなることを「阻滞」といい、元通りの流れに戻すことを「疏通」といいます。阻滞によって生まれ出た病気を「経脈病」といいます。

　阻滞は、「渋滞」、「留滞」、「滞り」、「うっ滞」ともいい、腹部にあるものは、とくに「積聚」、「癥瘕」などといいます。疏通は阻滞の改善、阻滞の修復、阻滞の治療ということができます。

　内行が阻滞すると、蔵府が不健康になり、悪化すると病気になります。外行が阻滞すると、浅層では防衛機能が乱れて外邪が侵入し、深層では筋肉や関節のトラブルが発生します。

　阻滞が慢性化すると、経脈の枠を超えて、病気は広がります。

　経脈病のほかに、蔵府から生まれる蔵府病、外邪による外感病もありますし、精神の乱れから発した病気もあります。

　たとえば、江戸時代の矢野白成（生没年不詳）の『鍼治枢要』の中に、左の耳が全く聞こえなかったため、「腎虚」と診断されて、六味丸・八味丸を処方されて10年、治るよりむしろ悪化しているという患者を、よくよく腹診したら足少陽胆経に阻滞があったので、鍼をして疏通したところ半ば治癒した、という治験があります。これは、耳の病気なので腎病とみなして治療したが、実は経脈病だったいう症例です。

　肩こり、腰痛、膝痛は典型的な経脈病のようですが、蔵府病のこともよくあります。経脈病と蔵府病は区別しにくいものです。どんな病気でも経脈病の可能性がありますので、必ず経脈の診察をしてください。

7 経穴を使った治療・経脈を疏通する治療

　鍼灸の治療は、経穴を使った治療と経脈を疏通する治療に大別することができます。

　「経穴を使った治療」は、経穴の効能（主治症）に基づいて治療したり、処方された経穴（配穴）に基づいて治療します。

　経穴の効能は、歴代の経穴古典から最近の研究書まで、多くの医書に記載されています

ので、よく学ぶことができます。配穴法は、『霊枢』に「厥心痛で、胸腹が脹満し、心が強く痛むのは胃心痛である。大都・大白を取れ」（厥病篇）とあるように、この方法の由来は古く、多くの経験が蓄積されています。江戸時代でも多く用いられています。たとえば菅沼周桂（1706〜1764）の『鍼灸則』は、頭痛に「鍼ならば、百会、風池、阿是、頭維、三里。灸ならば、列缺、関元、瘂門。刺絡ならば、頭維、百会」と配穴しています。現在は、弁証配穴・病名配穴・病症配穴・循経配穴などに分類されて、学問的によく整備されていますので、学びやすい環境になっています。

「経脈を疏通する治療」は、経脈の阻滞を改善する治療です。たとえば、『霊枢』に「嗌が乾き、口中が熱し、膠のようにねばねばしていれば、足少陰を取れ」（雑病篇）、「噦は、手太陰を補し、足少陰を瀉せ」（口問篇）というように、目安となる経脈を示して、あとは治療家が阻滞をみつけて治療する方法です。阻滞をみつけるのを省略して、マニュアル化したものが循経配穴になります。たとえば、胃病は足三里、腰痛は委中・崑崙というように、決まった経穴が約束事として君臨するようになります。自分でツボを探すより、処方されたツボを治療するほうがわかりやすいし、後

世に伝えやすいので、循経配穴は大いに発展しましたが、経脈を疏通する治療の「経脈をよく観察して、阻滞を疏通する」というオリジナルのルールは失われてしまいました。

経脈を疏通する治療は、『霊枢』経脈篇の治療原則に基づきます。「盛であれば瀉し、虚であれば補し、熱であれば疾くし、寒であれば留め、陥下であれば灸し、不盛不虚であれば経を刺す」。まず、脈診で決めた経脈の虚実（盛）を調整し、その次に熱（ほてり）、寒（ひえ）、陥下（へこみ）を見つけて治療し、治療しても変化しない場合（不盛不虚）は、経脈上の硬結を治療せよ（以経刺之）といっています。

つまり、経脈篇の治療というのは、脈診上の経脈の調整と、阻滞（ほてり・冷え・陥下・硬結）を取り除く治療だということができます。本書はこの経脈を疏通する治療を活用したものです。

⑧ 営血と衛気は切り離せない

気温が低いと、血流が悪くなり、冷えて、皮膚の色が悪くなり、身体が硬くなります。気温が高くなると、血流が良くなり、身体も温かになり、身体にも弾力性が出てきます。

同じように、温かみの成分である衛気が豊富で、滞りなく流れていれば、営血の流れも良くなります。反対に衛気が少なく、阻滞していれば、営血の流れが悪くなります。このように、営血と衛気は一体であり、切り離すことができません。要するに、衛気が少なければ営血も少なく、衛気が多ければ営血も多いのです。

❶ 有余・不足

経脈が阻滞すると、営血・衛気が有余になるか、あるいは不足します。

営血・衛気が有余になると、外行では皮膚は赤みを帯び拒按となり、ほてって、腫脹します。内行では、蔵府の機能がたかぶり、身体の内部に熱が生まれます。

営血・衛気が不足すると、外行では皮膚は白み・青黒みを帯びて喜按となり、冷えて、しぼんできます。内行では、蔵府の機能が衰え、身体の内部が冷えてきます。

❷ 阻滞は健康を測るスケール

経脈の流れが良ければ、全身は潤い、弾力があり、温かみが生まれます。逆にいえば、潤い、弾力、温かみが、経脈の健康を測るスケールになります。たとえば、柔らかみが失われ、弾力がなくなり、ほてったり、冷えたりしていれば、経脈的に不健康だということができます。

経脈の流れが悪くなると、組織や器官の働きが乱れ、それが原因となっていろいろな病気が生まれます。たとえば、外行が阻滞すれば、皮膚・腠理が潤わず、弾力・温かみを失います。そうすると外邪が侵入しやすくなります。筋肉・関節であれば、こわばり、柔軟性を失い、動作痛が出現します。内行が阻滞すれば、蔵府の働きが乱れます。

拒按
指で押すと痛く、不快なので、押圧が拒否されること。拒按の硬結の他、圧痛、叩打痛なども、拒按に属する。

喜按
指で押すと気持ちよくて、押圧が喜ばれること。喜按の硬結の他、さすって気持ちよいのも、喜按に属する。

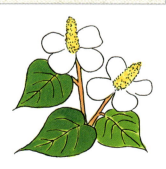

02 経脈の本来の姿に迫る

1 経脈の流れが通れば健康

経穴、奇穴、阿是穴を合わせて「腧穴」といいます。本書では、経脈の阻滞しているところを「ツボ」と呼ぶことにします。ほてり、冷え、陥下、硬結を探す、このようなツボの経験が集積・整理されて「腧穴学」の一部になったのだと思います。

ツボは、経脈が阻滞している場所になります。具体的には、熱い、冷たい、硬い、へこんでいる場所です。その阻滞を取り除けば、経脈は元通りに流れ、健康を取り戻します。1番分かりやすい例が入浴です。入ったとたんに疲れがとれます。経脈が疏通したということができます。また、マッサージでコリをほぐしてもらうと、身体が楽になります。これも経脈が疏通したということができます。

ツボは全身のすみずみにあり、それを探して疏通すると、自然に健康に戻ります。経穴の効能を期待するのではなく、"経脈が疏通することによって健康に戻す"というのが経脈説の基本の考え方です。病気を治すというより、病気を生み出した経脈を治療するといったほうがよいかもしれません (表1-3)。

2 温灸と疏通

マッサージ、ストレッチ、運動、入浴、鍼、灸、いずれも経脈を疏通させる効果があります。その中に温灸が割り込めるのは、優れている点があるからです。部分的に温かみを加えることができる、浅層を疏通することができる、へこみを修繕できる、この3点でしょう。入浴では全身が温まりますが、小さな冷えを温めるには温灸が最も得意とするところです。浅層の疏通も鍼・灸の得意なところですが、温灸も負けてはいません。へこみ (陥下) の修繕は、灸法が最も得意とするところです。へこみは外邪の侵入口・正気の出口が損なわれている部分ですから、温灸の役割も重大です。

3 経脈説の本態を知ろう

「経脈が阻滞すると病気が生まれ、その阻滞を治療すると、自然に病気が治る。阻滞を疏通させるには、鍼灸のほか、マッサージなどが有効だ」、これが、経脈説の基本の考え方です。

表1-3 経脈を疏通する治療は、阻滞の状態に合わせて治療をすること

健康	阻滞の状態		疏通する治療		
流れが良い（健康）	流れが悪い	熱い	流れを良くする	冷ます	⇒健康
		冷たい		温める	
		硬い		緩める	
		へこんでいる		ふくらます	

10　温灸読本

「01十二経脈説の基礎」では、その経脈説の基礎を学びました。これは『黄帝内経』に記載されている発展した経脈説です。よく整理されていますが、新しい街並みを見ているようで、素っ気ない部分もあります。元の町並みはどうだったのだろうか、大切なものを失っていないか、そういう思いが込み上げてきます。

唐代の医書に『千金方』があります。孫思邈（581〜682）が編纂したものです。その第29巻に「灸例篇」があり、灸法のバイブルになっています。その中で、「ツボの位置、灸の壮数、艾炷の大きさ、いずれも通り一遍ではだめだ、患者さんに合わせて加減せよ」と書いてあります。誠に究極のことばです。では、その加減はどうすればよいのでしょうか…。それは、経脈の本当の姿、ツボとはどういうものか、よくよく知ることに尽きます。

ここでは初期の経脈説を学んで、経脈の本来の姿を掘り下げてみましょう。

❹ 初期の経脈説

初期の経脈説とは、「十一脈灸経」の経脈説を指します。「十一脈灸経」とは、1973年に発掘された馬王堆漢墓（紀元前168年に埋葬）と、1983年に発掘された張家山漢墓（紀元前186年ころに埋葬）に含まれる医書です。初期の経脈説を伝える史料として大いに研究されています。『霊枢』を紀元100年（後漢中期頃）の成立とすれば、「十一脈灸経」はそれよりおよそ300年前の医書ということになります。その300年の間に発展して「十二経脈説」になりました。300年経過したために初期の経脈説が埋もれて見えにくくなっています。経脈説が書かれた「十一脈灸経」によってスッピンの経脈説がわかることは、まことに慶賀にたえません。花火を打ち上げたいくらいです。

本書では、張家山漢墓の「十一脈灸経」（『脈書』）を材料として使いました。この『脈書』に、「流れる水は腐らない」、「脈は瀆である」、「血は濡である」、「気は胊である」、「有余を取り、不足を益す」という5つの説明があります。これらが経脈説の本態をよく説き明かしていますので、その意味をよくよく掘り下げてみましょう。

❶「流れる水は腐らない」

「流れる水は腐らない」と同じ文章が呂不韋（？〜前235）の著した『呂氏春秋』にもありますので、このような発想があるのは知っ

第1章 経脈とは

第2章 ツボのとらえ方

第3章 温灸の施術方法

第1章 経脈とは　11

ていましたが、『脈書』のように経脈と関連づける着想がなかったので、よく考えていませんでした。このような文章は『黄帝内経』にも書かれていないので、いっそう見逃していました。最も大切な発想を見落としていたわけですから、経脈のことが分かるはずがありません。

流れる水は、どこを流れているのでしょうか。

おそらく田畑を灌漑する水路を想定しているのでしょう。全身を栄養している経脈のたとえとしてとても優れています。大きな河川、用水路・小川、田畑のまわりの水路、大小あわせてすべての水路を流れています。これによって身体のすみずみまで経脈でつながっているイメージが湧いてきます。

大小の水路のことは、次の「脈は、瀆なり」に連なるので、とても大事なことです。水路に例えたことから、発展的に次のような法則を見い出すことができます。

ⓐ「上流・中流・下流は、つながっている」（図1-5）

流れが悪くよどんでいる水は腐る。そのよどみが上流にあれば、いつかは中流に広がり、さらには下流まで伸びることになりま

す。反対に下流によどみがあれば、中流・上流によどみがあることが予想できます。さらに、用水路・小川、田畑のまわりの水路までもよどみが広がります。

『霊枢』に、「湧き出るところが井穴で、溜まるところが榮穴で、注ぐところが輸穴で、流れるところが経穴で、深く入るところが合穴である」という五輪穴の説明があります（九鍼十二原篇）。これからすると手足の五輪穴は上流に相当し、五輪穴が阻滞すると中流・下流も阻滞すると考えていたのかも知れません。こう考えると、五輪穴の重要性がはっきりとします。特に陥下のツボは外邪が入り込むところですので、小さなツボといえども、何より優先して修復すべきことはいうまでもありません。

いずれにしても、悪いのは局所だけでなく、他の箇所、あるいは経脈全体が悪くなる、ということに気が付いていたわけです。経脈によって身体の上下がつながっているという観点は、経脈説の最大の特徴ですが、この水路の発想に由来するものと思われます。局所だけでなく、経脈全体を使った治療が自動的に生まれてきます。

最近は美容鍼灸が流行していますが、経脈的には腹部にも下肢にも注目してほしいとこ

12　温灸読本

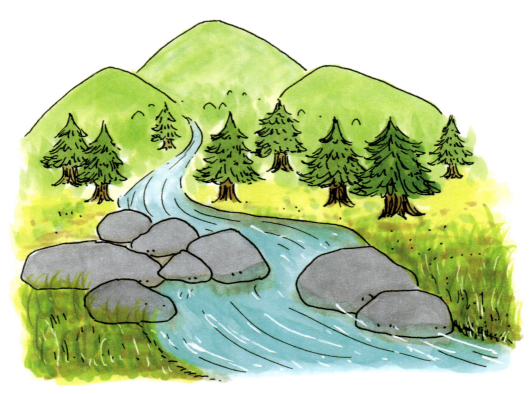

図1-5 川は経脈のモデル。単に水路というだけでなく、上流、中流、下流はつながっている、自然に流れているという意味が込められている。経脈は線をイメージするのではなく、水路をイメージしてほしい。そうすると、治療はより具体化してくる

ろです。

ⓑ「水は自然に流れている」

水路の水は自然に流れています。同じように、経脈も自然に流れています。

経脈が自然に流れているという説は、『霊枢』逆順肥痩篇にも見えます。自然とは何か、という質問に対して、「深い池を目の前にしても、堤防が決壊すれば、水を汲み上げる労力なくして、池の水は尽きる。同じように、へこみをならし、盛り上がりを削れば、経脈は自然に流れ通じる」と答えています。

へこみをならすとは、不足を補うことであり、盛り上がりを削るとは、有余を取るということです。経脈が平らになれば自然に流れ出す。つまり、不足を補い、有余を取るのは、治療法ではなくて、経脈を自然に流すための「道ならし」というわけです。経脈が疏通すれば、病気も自然に治まる。これは経脈の治療の真髄といえましょう。要するに、経脈の治療とは、自然に流れるように手助けすることなのです。

❷「脈は瀆である」(図1-6)

この脈は、のちに「経脈」と呼ばれるようになります。よって、経脈をきちんと理解するためには、「脈は瀆である」という説明はきちんと理解しておきたい点です。

「瀆」は水路です。水路とは水の流れる路です。水路といっても、「瀆」は大きな水路(幹川)から分かれた小川(派川)、さらに用水路、田んぼの溝まで意味しています。経脈も同じで、主たる経脈から細かな経脈まですべてを含んでいます。

脈が河川という意味ならば、「脈は、水なり」でよいはずで、たとえば「経水」という表現があります。脈が溝ならば、「脈は、溝なり」とすればよいはずですが、そうすると、経脈の例えとしては不十分かも知れません。こうしてみると、「脈は、瀆である」という定義は、たいへん意味深いことがわかります。

これに例えると、経脈には主たる経脈と、細かな経脈があり、主たる経脈は本川と同じで大量に営血を供給する役割をし、細かな経脈は細部・末端まで、全身のすみずみまで血を供給する役割をしています。そのどちらも経脈といいます。実際には血が供給されているすべての範囲を経脈といいます。

❸「血は濡である」

この血は、のちに「営血」と呼ばれるようになります。

14　温灸読本

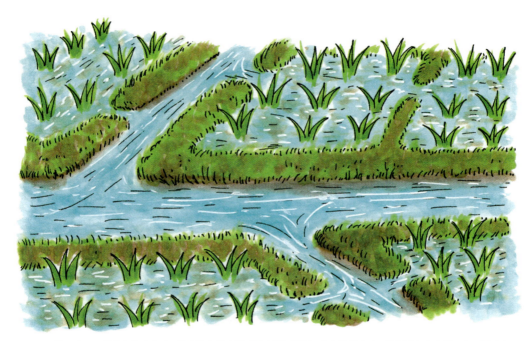

図1-6 川によって供給された水は、用水路や溝を経て田んぼに至り、苗を栄養する。田んぼのすみずみまで至る水は、全身の組織のすみずみまで栄養する血と同じである

「濡」には、「恩恵を施す、柔らかい、潤い」という意味があります。恩恵とは、血の栄養作用です。全身の組織・器官が栄養され、その結果、組織は柔らかになり、潤いが生まれます。

また「濡」には、「じわじわ広がる」という意味があり、反対に「滞る」という意味もあります。細かな経脈においては、血はじわじわ広がっていきます。細かなので、滞りやすいともいえます。

こうしてみると、「血は、濡なり」というのは、とてもよい説明だと思います。単に「潤す」だけならば「血は、潤なり」でよいのです。でも、「潤」には「じわじわ広がる」という意味がないので、役不足です。

血は、全身を栄養する液体です。血がほどよく供給されれば、身体は潤い、柔らかになります。ということは、経脈は見えなくとも、体表の潤い・柔らかさから、血の供給状況をうかがい知ることができます。古人は、誰もがわかる単純素朴なことから経脈医学を創造したのです。古人に感謝しなければバチがあたります。

水は水平なところでは流れません。わずかな傾斜によって流れています。同じように、血も自力で流れません。血が流れるには、何らかの力が必要です。死体と生体で何が違うか。そこで気が付いたのが「温かみ」です。温かみが血を流す力だと気がつき、「気は煦である」と宣言したものと思われます。

❹「気は煦である」
「気は煦である」の「気」は、のちに「衛気」と呼ばれるようになります。

「煦」は、「煦」に通じて、「温かみ」という意味です。「気は温かみである」、これは画期的な説明です。気はさまざまな意味があるために、とても理解しにくい術語ですが、ここでは明解です。温かみであれば、気の存在を誰もが知ることができます。気ということばに、抵抗感がある人には朗報でしょう。吉報かも知れません。僕は、このことだけでも目からウロコが3枚ほど落ちました。

体表の潤い・柔らかみから血の状態を知ることができ、温かみから気の状態を知ることができる。血・気の流れ、つまり経脈の流れを誰もが知ることができるところから、経脈説は始まっていたのです。いつから難解になったかといえば、経穴と経穴を結ぶ経絡線からだろうと思います。

温かみによって、血が身体のすみずみまでめぐり、血がめぐることによって全身に恩恵

（栄養）を与えることができます。『霊枢』に「火気が通じれば、血脈は行うようになる」(刺節真邪篇)とあり、また「寒温が調和していれば、六府はよく消化・吸収し、痺症が起こらず、経脈がよく通利して、手足は快適となる」(本蔵篇)というのは、まさにこのことをいっています。また、『素問』調経論篇に、「寒邪や湿邪に犯されると皮膚の防衛が悪くなり、肌肉が硬くなって、営血が滞り、衛気が洩れる。これを虚という。虚とは、シワよって温かみが足らないこと。その部分をなでると、温かみが充足してくる。そうすると気持ち良くなり、痛みもなくなる」とあるのは、温かみをよく説明したものです。古典には、きちんと書いてあったのです。

温かみによって血が流れるのは、暑いときや運動すると、血のめぐりが良くなることでも理解できるかと思います。温かみがあれば、自然に流れが良くなります。特に細かな経脈に血がじわじわ流れるには、温かみが是非とも必要です。

温かみの中でも、1番大切なのが食事由来の衛気です。食欲旺盛な人は経脈のめぐりが良く、そうでない人は経脈の流れが悪いというような経験をふまえて、飲食物と経脈説の関係性が確立し、営気・衛気が経脈をめぐるという学説が定まったのだと思います。温かみについては、のちほど細かく考えてみましょう。

ここに至って、お灸の意味、温灸の役割がはっきりしてきました。ツボを刺激するという意味では鍼と同じかもしれませんが、「温

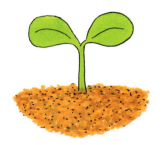

第1章 経脈とは　17

かみによって経脈の流れを改善すること」が
温灸の最大の役割なのです。

❺「有余を取り、不足を益す」

経脈が正常に流れていれば健康であり、阻
滞すると病気が生まれます。その阻滞は、有
余と不足に分かれます。有余は瀉法の治療を
行い、不足は補法の治療を行います。

有余とは、血・気の有余です。治療では、気
を除くか、血を除きます。気を除くには毫鍼
による速刺速抜法があり、血を除くには鋒鍼
による刺絡法があります。温灸では、腠理を
開いて、体熱が漏れるようにします。知熱灸
をすると、取り除いた跡に水分が付着します
から、それに息を吹きかけると気化熱で体熱
を奪うことができます。こうして気を取り除
きます。

血・気が有余であれば、皮膚は赤みを帯び、
張ってきて、ほてってきます。ツボとしては、
ほてり、硬結（拒按）などが生まれます。これ
らが改善すれば、実が解消されたとみなしま
す。

不足とは、血・気の不足です。治療では、気
を補うか、血を補います。気を補うには、毫
鍼による徐刺徐抜法を使いますが、血を補う
のであれば、食事か漢方薬が必要になりま
す。温灸では気を補うことができます。温か
みを加えればよいのですから、得意中の得意
です。

血・気が不足していれば、冷えたり、弾力
がなくなり、皮膚は白か暗紫色になります。
ツボとしては、冷え、陥下、硬結（喜按）など
が生まれます。これらが改善されれば、不足
が解消されたとみなします。

❻ 初期の経脈説のまとめ

① 流れる水は腐らない、これが経脈説の核心
　的な思想である。
② 経脈は血の通り道であり、主たる経脈だけ
　でなく、細かな経脈も含む。
③ 全身の組織・器官は血によって栄養され、
　健康を維持している。

④ 気は温かみであり、血の流れを助けている。

⑤ 血・気がめぐると、潤い、柔らかになり、温かみが生まれ、その潤い、柔らかみ、温かみから阻滞状況を知ることができる。

⑥ 阻滞は、有余と不足に分けられる。

⑦ 阻滞を治療して、改善すれば、症状や病気は自然に消失する。

　以上が初期の経脈説で、これを発展・整理したものが十二経脈説です。

　初期の経脈説でいう「脈」・「血」・「気」は、十二経脈説では「経脈」・「営血」・「衛気」というようになりました。つまり、初期の経脈説で「脈を流れているのは血・気である」といっていたものが、十二経脈説では「経脈を流れているのは営血と衛気である」というようになったということです。

　「気」と「血」は、『黄帝内経』ではいろいろな意味を持つようになりました。たとえば、血は、経脈の営血だけでなく、絡脈も含まれ、内出血を意味する瘀血も含まれます。気に至っては、衛気だけでなく、心、息、におい、勢い、見えない力なども意味するようになっていますから、誤解を避けるためには、経脈説ならば、「営血」・「衛気」といいましょう。

⑤ 再び：経脈図

　経脈は、営血・衛気が循行しているすべての範囲で、立体的なものです。それを図にあらわすことは難しく、特に衛気（温かみ）は描きにくいし、さらに細かな経脈は省略されやすく、結局、描きやすいのは主たる経脈だけで、それが経脈図となります。『霊枢』経脈篇に書かれているのが、その主たる経脈の循行路線ですから、経脈図を描くときの必須文献になります。もし、経脈篇に基づかなければ、『十四経発揮』のような経穴をつなげた簡便的な線を引くことになりますが、それは経脈とはいえないものです（表1-4）。

表1-4　経脈図に表わすことができるもの・できないもの

経脈	営血	主たる経脈	**大量に営血を供給する** *『霊枢』経脈篇で解説される経脈で、経脈図では経脈線に描かれる
		細かな経脈	**細部・末端まで営血を供給する** *経脈図では、省略される
	衛気	温かみ	**経脈の循行の手助けをする** *図に表わせない

❶ 前腕の断面図

　解剖学の教科書ならば平面図と断面図があって、それによって立体的に勉強できるようになっています。すでに説明したように、経脈は線ではなく営血が流れるすべての範囲ですから、12本の経脈で全身を埋めていることになります。よって経脈図は立体的でなければなりません。本間祥白の『図解 十四経発揮』（医道の日本社）のイラスト (図1-7) は、まさにそれを具体化しています。このイラストにならい、まず、上肢の断面図を考えてみました (図1-8)。これらの図によって、経脈には広さと深さがあることが分かります。

❷ 腹部の断面図

　次に腹部を考えてみました (図1-9)。初期の経脈説では外行が分かっているだけで内行は分かっていません。したがって、図1-9-d の腹部の断面図では内行は「？」になっています。

　次に十二経脈説では、内行が明らかになりましたので、腹部の断面図を考えてみました (図1-10)。

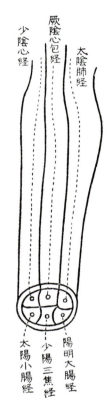

図1-7
十二経脈の上肢の平面図・断面図
（『図解 十四経発揮』本間祥白、
医道の日本社から転載）

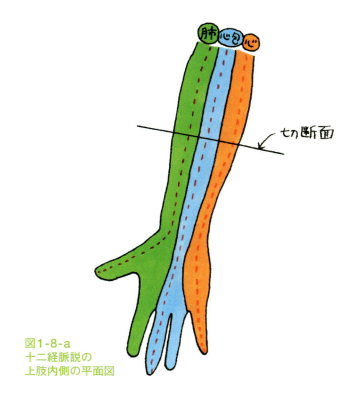

図1-8-a
十二経脈説の
上肢内側の平面図

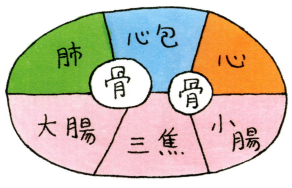

図1-8-b
十二経脈説の
上肢の断面図

断面図にしてみると、「栄養されるすべての組織（皮膚から骨・関節まで）」の意味が分かりやすくなる

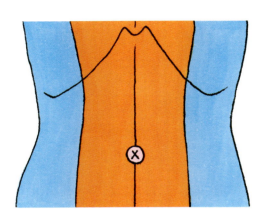

図1-9-a　初期の経脈説の前面図
　　　　（オレンジ色の部分が足陽明胃経の
　　　　　循行範囲）

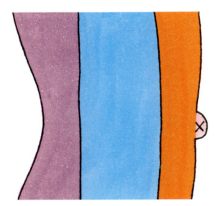

図1-9-b　初期の経脈説の側面図
　　　　（ブルーの部分が足少陽胆経の
　　　　　循行範囲）

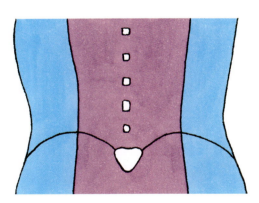

図1-9-c　初期の経脈説の背面図
　　　　（紫色の部分が足太陽膀胱経の
　　　　　循行範囲）

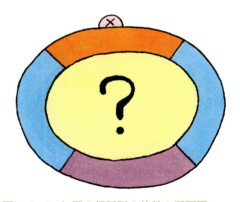

図1-9-d　初期の経脈説の体幹の断面図

経脈は線ではなく、経脈で栄養されるすべての範囲なので、体幹では足陽明胃経は前面（オレンジ色）を、足少陽胆経は側面（ブルー）を、足太陽膀胱経は後面（紫色）を広く循行している。基本的にはp.5の図1-4と同じである。足陽明胃経が任脈の外方1寸5分というのは、主たる経脈の通り道ということになる。初期の経脈説は、内行が不明だったので、この図では「?」マークにしておいた

22　温灸読本

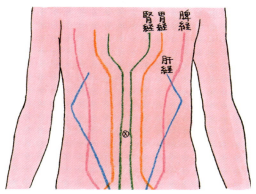

図1-9-e 十二経脈説の腹部の経脈図
よく見られる経脈図で、経脈は線で描かれている。経脈（腎経・胃経・脾経・肝経）は、まるで体表を循行しているようだ

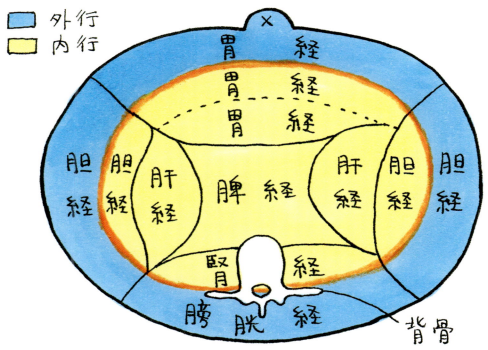

図1-10 十二経脈の腹部の断面図
十二経脈説になり内行の状況がよくわかるようになった。『霊枢』経脈篇の記載をもとに、断面図を描いてみた。経脈で栄養されるのであれば、隙間なく腹部を埋めている。図1-9-eでは、経脈（腎経・胃経・脾経・肝経）が体表を循行しているように思われるが、実は腹部の奥深くを循行しているということが分かる

❸ 属ぐ・絡う

　この経脈の循行は蔵府の属ぐ・絡うにも応用されます。すでに横田観風先生がこの問題を解決しています（『経絡流注講義』、医道の日本社）。「属」とは「蔵府の内部に注ぎ込むように循行すること」、「絡」とは「蔵府の外部を包み込むように循行すること」です。蔵府を属と絡とで内外から栄養しているという意味では、とてもよく考えられていると思います（図1-11）。

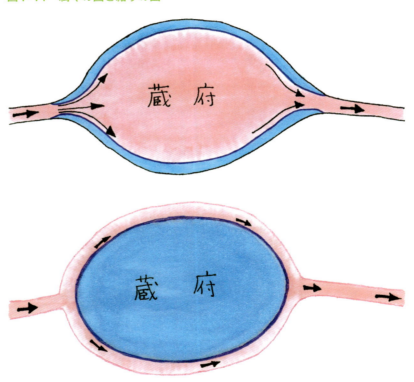

図1-11　属ぐの図と絡うの図

「属ぐ」は、蔵府の内部に注いで、蔵府を栄養している（上図）。「絡う」は、蔵府の外部を取り囲み、蔵府を栄養している（下図）。内部を栄養する「属」と、外部を栄養する「絡」とで、蔵府を内外から栄養しているのだ。たとえば、足太陽膀胱経は「膀胱に属ぎ、腎を絡い」、足少陰腎経は「膀胱を絡い、腎に属ぐ」。2つの経脈で、蔵府を内外から栄養している

6 再び：有余を取り、不足を益す

有余・不足の思想は、『老子』に基づくと考えられています。たとえば、『老子』の第77章に「天の道は、多すぎるものを損らして、足りないものを補ってゆく」とあります。天の道、つまり自然の理法では、多ければ減らし、足りなければ増やして、ほどよい状態を保っている、といっています。天地万物の働きは有余と不足を地ならしし、自然にほどよい状態を保っているというのです。

ヒトの身体にも、ほどよい状態を保つ働きがあります。疲れても次の日には疲れがとれますし、お酒を飲みすぎても回復しますし、多少の怪我なら自然に回復します。人為的なことを何もしなくとも、自然に回復します。経脈も同様に、自然に流れているものですから、多少流れが悪くとも、自然に改善されて、ほどよい状態に流れています。

ただし、自然の範囲を超えた場合は「ほどよい状態」を保てず、病的になり、時には死に至ります。たとえば、植木鉢の植物に、水やりを忘れているとしぼんできます。水をあげると、元通りに復活します。しかし、ひどくしぼんだ場合は、水をあげても元通りにな

らず、枯れてしまいます。復活するのは自然の力が及んでいるのであって、枯れるのは自然の力の届かなかったところです。

阻滞が限度を超えてしまうと、病気に発展します。そのとき鍼灸などで手助けし、自然の力の範囲内に戻してあげれば、自然に元通りの流れを取り戻します。経脈が元通りになれば、つまり経脈が健康になる。つまり病気が消えるというわけです。

7 再び：温かみ（気）

気という用語を、「温かみ」に置き換えてみると、難解だったものがとてもわかりやすくなりました。もう少し、温かみを掘り下げてみましょう。なお、すべての気を温かみで置き換えることはできませんので、ご注意を。

❶ 食べ物の温かみ

食べ物の温かみは、とくに衛気と名付けられました。衛気には温煦作用がありますが、つまりは食べ物の温かみです。身体を温めたり、腠理（汗腺）の開閉をコントロールします。

腠理は窓のようなもので、経脈が順調にめぐっていれば、身体の内外の熱に応じて適切に開閉されます。経脈が阻滞すると、窓の開

第1章 経脈とは　25

閉にトラブルが発生します。窓が開いたままだと、外の寒気は入り込み、部屋の暖気は漏れ出ます。また、窓が閉じたままでは、部屋の温度は上昇して、モアモアしてきます。外から寒気が入り込むのは外邪が入ることであり、部屋の暖気が漏れるのは正気が奪われることであり、部屋の温度が上昇するのは体表に熱がこもることです (図1-12)。阻滞が慢性化するとへこみ (陥下) が形成されますが、これは窓にヒビが入ったようなものです。開閉のトラブルよりも問題が重いので、すぐに修理しなければなりません。

いずれにしても、衛気は外行の浅層 (皮膚・皮下組織) に多く分布していますから、温灸治療はよく衛気をコントロールすることができるわけです。

食べ物の温かみは、飲食物の成分としての温かみと、飲食物の温度としての温かみに分けられます。温かみに乏しい食品は、経脈の流れを悪くします。特に腹部には影響が大き

図1-12　腠理

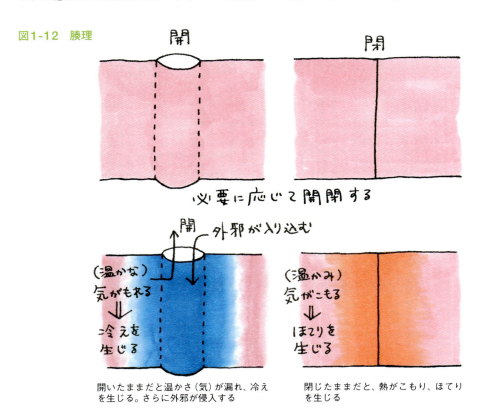

開いたままだと温かさ (気) が漏れ、冷えを生じる。さらに外邪が侵入する

閉じたままだと、熱がこもり、ほてりを生じる

いと思われます。

①飲食物の成分としての温かみは、コショウ・トウガラシなどの香辛料、生姜・陳皮・薄荷・蘇葉・葛根などの生薬(図1-13)、さらに脂質やお酒などです。これらの飲食物は、温かみが豊富ですので、冷え性のみならず、経脈が阻滞しやすい人は積極的に摂取しましょう。反対に、熱がりの人は制限しなければなりません。また、鉄分を含んだ食品は間接的ですが、温かみに関与しています。

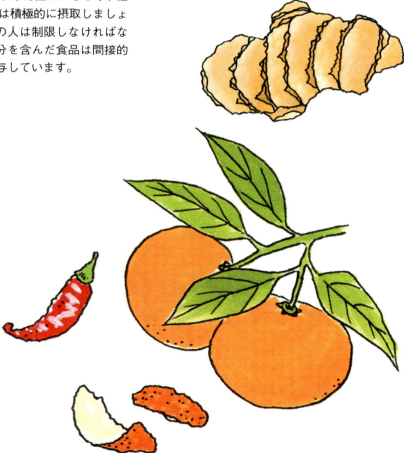

図1-13　生姜、陳皮（みかんの皮を乾燥させたもの）、とうがらし

② 食べ物の温度としては、もちろん温度の高いのが「温かみ」が多いのですが、お粥、濃厚なスープのように、どろりとしたものは冷めにくいので、「温かみ」が多いといえます。葛湯はとても温まります。

さらに、古典の中に「冷飲」「冷食」ということばが出てきますが、この場合の「冷」は室温を指します。したがって、わたし達が冷蔵庫から取り出して食べたり飲んだりしているのは「極冷」ということになります。冷え性や経脈の流れが悪い人は、「冷」はもちろんのこと、「極冷」は厳禁ですよ (図1-14)。

経脈の流れが悪くなり、経脈病となり、いつしか全身の病気に発展します。

❷ 身体を動かす温かみ

身体を動かすと、身体が温まります。温まれば経脈の流れが良くなります。部分的に流れが悪ければ、ストレッチしたり、マッサージしたりして、経脈の流れを改善します。ストレッチやマッサージを、古くは「導引」といっていますが、温かみを導く運動といえます (図1-15)。

導引には呼吸法も含まれています。呼吸法も、呼吸筋の運動と考えれば導引の一種といえます。努力呼吸 (強く息を吸ったり吐いた

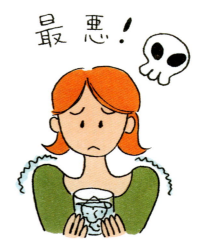

図1-14 冷たい飲み物は厳禁。単に身体を冷やすからではなく、経脈を阻滞させるからで、慢性化すると阻滞が広がり、悪化する

り) をすると、呼吸筋の運動になり、身体が温まり、何回かすると発汗してきます。

温かみの気を衛気に置き換えたことで、身体を動かす温かみや気温、入浴などの温かみは、『黄帝内経』ではなく、養生書に吸収されたと考えられます。

❸ 気温、日光

外気温・室温も、「温かみ」といえます。気温が高い夏は経脈がよく流れ、冬は悪くなります。冬でも室温を高くすれば経脈がよく流

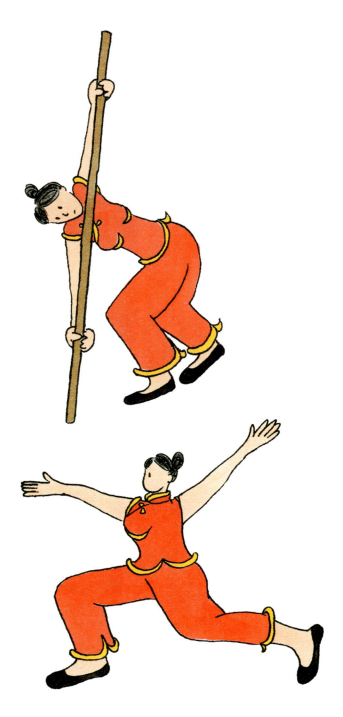

図1-15　馬王堆医書の導引 上は杖を使って天地の気を交流させるポーズ。下はハヤブサの猛々しさを得ることを目的としたポーズ。どちらも体幹部のストレッチになっている

れます。日光を浴びると経脈がよく流れます。『黄帝内経』にも季節の養生法が掲載されていますが、日光との向き合い方が大きなテーマになっています。夏は温かみを蓄積する季節なので、室内でじっとしていて外出しないと、秋には温かみ不足から病気が生まれ、秋に熱病になり、冬には重病になるといわれています。

❹ 入浴、カイロ、温灸

入浴すると身体が温まりますが、なかなか温まらない場合は、長めに入浴します。冷えて温まりにくい部分については、足湯や脚湯、腰湯というように、その部分だけ長めに入浴します。部分的な入浴に近いのがカイロですし、さらに焦点をしぼったのが温灸といえます。病気の治療に湯治を活用した後藤艮山は、「温泉は、おおむね灸治と同意なり」といっています。

8 お灸の後の養生

温灸にかぎらず、鍼灸治療をした後には、「お風呂に入って良いですか」「運動して良いですか」「お酒を飲んでも良いですか」などとよく質問されます。温灸は、「温かみ」を加えることですから、さらに身体が熱くなることは避けたいところです。たとえば、入浴、運動、飲酒などです。また、「温かみ」の成分がある食品なども、要注意です。それから、漢方薬を服用しているときは、さらに注意が必要です。

温灸の治療の後にだるくなったり、発熱するのは、温灸の量が多かった場合か、治療後の養生を守らなかったときに起こります。どの程度まで温灸するかは、患者さんのその時の身体の状態だけではなく、その日の行動予定までを考慮しなければなりません。治療後にどこかに出かけるのであれば、控えめに治療するのがよいようです。

総合すると、温灸治療の後は、運動を避け、さっぱりとした消化の良いものを食べ、飲酒を避け、入浴せずに、早めに寝ることを原則にします。汚れを落とす程度の入浴は、支障がないと思います。

こうしてみると、初期の経脈説と発展した十二経脈説の両方をよく理解することは、治療のためだけでなく、養生指導にも大きくかかわってきます。『黄帝内経』だけでも、経穴学だけでも、何かが足りないことがお分かりいただけたと思います。

第2章

ツボのとらえ方

第2章 ツボのとらえ方　31

01 ツボの3要素

① 深さ、状態、広さが ツボの3要素

ツボは、経脈が阻滞しているところです。ほてっていたり、冷たかったり、硬かったり、へこんだりしているところです。これらを治療して、疏通させ、元通りの循行に戻せば、自然に病気・症状が改善し消えていく、というのが経脈を疏通させる治療法の考え方です。

岡部素道（1907〜1984）は「経穴は常に存在しているのではなく、疾病状態にあって初めて顕現するものである」（『鍼灸経絡治療』績文堂）といい、健康な人にはツボがないといっています。横田観風先生は「健康な人は、まったく透明である」（『経絡流注講義』医道の日本社）と表現しています。究極のことばではないでしょうか。

試みに、自分の額、頬、こめかみを触ってみてください。ほてりや冷えがありませんか？　ついでに、母指と示指でほっぺたを撮んでみてください。どこかにチクッと痛い所がありませんか？　硬い所はありませんか？　もしあれば阻滞しています。所属する経脈のどこかにも阻滞があることが予想されます。額ならば足太陽膀胱経、頬ならば足陽明胃経、こめかみならば足少陽胆経。ちょっと触ってみるだけでも、もはや透明でなく、健康ではないと予想できます。

ツボには、位置以外に、深さ・状態・広さという3要素があります。この3要素によって、治療の方法や灸の壮数が決まりますので、ツボは位置だけでなく、深さ・状態・広さにも注意を払い、細心に探します。

ⓐ ツボの深さ：浅い・深い
ⓑ ツボの状態：ほてり・冷え・硬さ・へこみ
ⓒ ツボの広さ：点状・紐状・棒状・面状

ツボ探しを曖昧にすると治療法が決まらず、治療法が決まらないとお手上げです。とりあえず治療したとしても、治らないか、治りも悪いでしょう。つまり、経脈を疏通させる治療法は「ツボをよく理解し、確実にツボを取り、キャッチすること」に尽きます。

02 ツボの深さ

　立体的なツボの状態をツボの深さといいます (図2-1)。体表は、皮、肌、脈、肉、骨の5層になっています。阻滞は各層に存在し、層をまたがる場合もあります。理論的には5層ですが、温灸の場合は浅層と深層の2層に分けます。ツボの深さによって、温灸の種類、壮数が決まります。ツボを探るときは、ツボの深さを指先に覚えておき、治療後にどれくらい浅くなったかを確認します。

❶ 浅層
　皮膚・皮下組織を浅層とします。この層には腠理があります。
　浅層は撫でて診ますが、温灸向きの少し大きなツボを見つけるには撮診が便利です。
　腠理は第1章の「再び：温かみ（気）」(p.25)

で触れましたように、皮膚にある窓のようなものです。浅層が順調にめぐっていれば、身体の内外の状況に応じて適切に開閉されます。浅層が阻滞すると開いたままになり、外邪が入り、体熱が漏れ出、閉じたままになると、体熱がこもります。冷える、ほてるというのは、言い換えれば浅層が阻滞しているということになります。慢性化すると、浅層に硬結が生まれ、へこみが形成されます。さらには、深層の阻滞へと発展します。
　外邪が侵入すれば、経脈をさかのぼり、時には蔵府にも到達します。浅層の治療がきわめて重要で、お灸が欠かせない理由がここにあります。浅層ですからお灸が最適です。浅い鍼もよく適します。深層の阻滞はマッサージ、運動、ストレッチなどで疏通させること

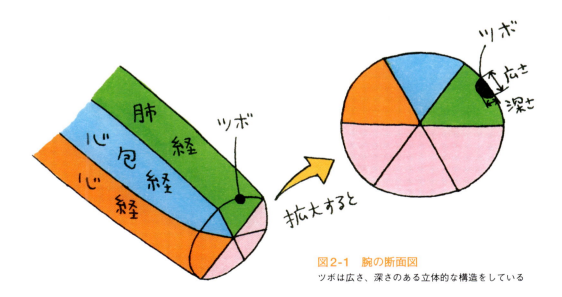

図2-1　腕の断面図
ツボは広さ、深さのある立体的な構造をしている

ができますが、浅層の疏通は入浴、温罨法ぐらいしかなく、特に慢性化したものは鍼灸が必須です。特にお灸は欠かせません。

　正気が漏れる出口、邪気が入る入り口、熱気を排除する口である経穴を『黄帝内経』では「気穴」といって、とても重要視しています。身体の熱気を排除する気穴を「熱病気穴」といい、頭部の経穴や蔵府の熱を排除する背兪穴がこれに属します。また蔵府につながる経穴を「蔵府気穴」といいます。背兪穴や五輸穴がこれに属します。ここから邪気が入って、蔵府に到達したり、正気が漏れ出ています。

❷ 深層

　筋肉や靭帯、関節を深層とします。指で押したり、母指球で押したり、関節付近ですと首藤傳明先生のように「母指の掌側関節面」を使った方法を使います (図2-2)。深いので、刺鍼がよく適応します。温灸では灸頭鍼でじっくり温めることによって、さらによく疏通できます。八分灸や知熱灸はじっくり温めることができないので適していません。ただ督脈だけは皮下脂肪が薄いので、適応します。また、全体に皮下脂肪が薄い人は八分灸や知熱灸がよく適しています。

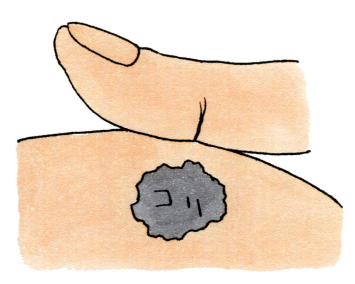

図2-2　「母指の掌側関節面」を使った方法
深層の硬結は、指先で触ると硬いと感じず、形もはっきりとしないが、母指の掌側関節面で触れると、硬さも大きさもはっきりし、拒按・喜按も明瞭になる。それから、指先に余計な力が入らないので、自然な形でツボを見つけることができる

03 ツボの状態

1 ほてり

❶ 定義

触れて熱感がある、手をかざして熱感がある状態を、「ほてり」といいます。赤みをともなうこともあります。硬貨大から手掌大まで、広く現れます。

❷ 診察

ほてりは、浅層と深層とに分けます。

浅層のほてりは、手を当てると熱感があります。手をかざすと熱感を感じません。

深層のほてりは、手をじっと当てていると深いところから熱感を感じます。また手をかざしても熱感を感じます(写真2-1)。

ほてりの診察は、手掌を使うか、手背を使います。頰や頭髪の中、灸頭鍼の温まり具合を確認するのは手背です(写真2-2)。指先はあまり使いません。

熱感があっても、すぐほてりと判断せず、熱感がさめるまで少し待ち、それでも熱感があれば最終的にほてりと判断します。

❸ 慢性化

新しいほてりは出たり、消えたりしますが、慢性化するといつでもほてっています。

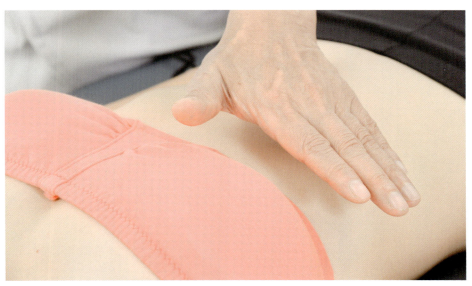

写真2-1　手をかざして熱感を感じる
手をかざすというと、特殊な治療法のようですが、ほてりを診るのは誰にでもできる診察法である。

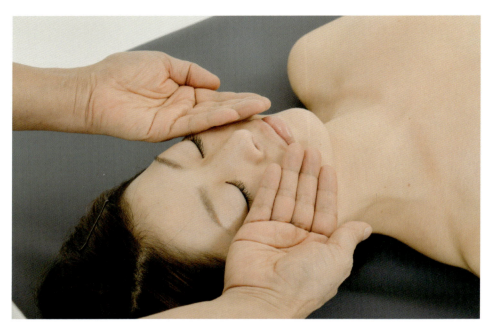

写真2-2-a 頬のほてりは、手背を使う。手背のほうが力が抜ける

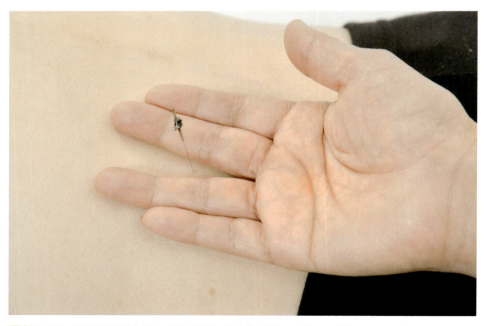

写真2-2-b 灸頭鍼は燃えた後に、手背で温まり具合を確認する。温まりが足りないと、冷えが残っている。この微調整が、温灸では大切

❹ **好発部位**

　頭部、顔面部、後頸部に好発します。ときに肩背部にもみられます。その他、打撲や捻挫をした部分は、浅層・深層を問わず、ほてりが現れます。腹部では心窩部や上腹部に深層のほてりをしばしば感じます。

❺ **温灸の適応**

　ほてりの治療は八分灸や知熱灸などで瀉法を行い、熱を漏らします。八分灸や知熱灸では皮膚に残った水分をそのままにしておくか、息を吹きかけると瀉法になります。

❻ **応用**

　後頭部にほてりがあると、肩こり、頭痛、めまいなどの症状が出てきます。後頭部は足太陽膀胱経に属しますからその中から阻滞を見つけて治療します。このほてりが退くと、自然に症状が減ってきます。

　両頰にほてりがあると、鼻がつまり、血圧が高くなり、肩が凝り、のぼせ、イライラしてきます。両頰は足陽明胃経に属しますからその中から阻滞を見つけて治療します。このほてりが退くと自然にこれらの症状は消失します。

2 冷え

❶ **定義**

　触れて冷たいか、手をかざして冷えている、これを「冷え」といいます。

❷ **診察**

　冷えは、浅層と深層とに分けます。これによって、温灸の種類が異なります。また、冷えの度合いによって壮数が変わってきます。浅層の冷えは、手を当てると冷えていますが、手をかざすと冷えを感じません。深層の冷えは、手をじっと当てていると深部から冷えを感じたり、手をかざすと冷えを感じます。

　冷えの診察は、主に手掌を使います。指先は冷えの感度がよくないようです。また、圧を加えるとわかりにくくなりますので、触れるか触れないかの程度で探します**（写真2-3）**。

　冷えていてもすぐに判断しません。急いで来院して汗をかいたり、治療室が熱くて汗をかいたりすれば、発汗によって皮膚が冷たくなっていることがあります。その場合は他の診察を先にしておいて、少し時間が経ってか

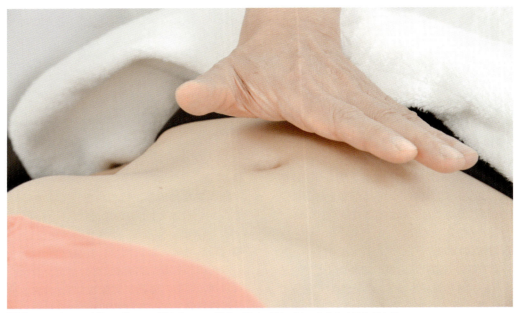

写真2-3 冷えは手掌で、触れるか触れないかの程度で診る。触れても、力を抜くことが大切

ら再び触診します。

❸ 慢性化
新しい冷えは浅層だけですが、慢性化すると深層も冷え、いつでも冷えるようになり、深部からシンシンと冷えを感じるようになります。

❹ 好発部位
冷えは下肢はもちろんのこと、腹部によく現れます。臍の周り・下腹部・側腹部が好発部位です。また、腰部、殿部などによく現れます。夏季ではクーラーの冷気のために、頸部、肩背部にも冷えがある人が多いようです（図2-3）。

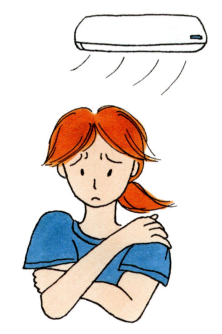

図2-3 頸部、肩背部のクーラーによる冷えにも気を付けなければいけない

❺ 温灸の適応

　浅層の冷えでは、ツボが小さければ八分灸、次に知熱灸、広いツボは灸頭鍼と使い分けます。

　深層の冷えとなると八分灸・知熱灸では力不足で、灸頭鍼が必要になってきます。また、箱灸、棒灸などがよいと思います。

❻ 応用

　風邪を引きやすい人、風邪が治りにくい人は、風門の周りに冷えのスポットがあります（図2-4）。冷えているために防衛機能が衰えて、風邪を引き入れています。また、そこから温かみが漏れ出ています。速やかに温めて、疏通し、防衛機能を正常化させます。

　風門周辺だけでなく、背部でも、腰部でも、殿部でも、下肢でも、冷えているところは防衛機能が衰えていますので、風邪、寒邪、湿邪が入り込みやすくなっています。入り込むといえば、外邪が悪者になりますが、戸締まりが悪いのですから、外邪を招き入れているほうが悪いのです。

　臍の周りが冷えていて、胃の不調を訴えていても、そこを温めれば自動的に胃痛が緩解します。下腹部が冷えていて、頻尿あるいはむくみがあれば、下腹部を温めれば自動的に改善します。なかなか治らないという腰痛でも、腰部が冷えていれば温灸が最適です。意外に早く治ります。なかなか治らないから難治というわけではなくて、診察に見落としがあって適切な治療が行われていないこともありますので、さまざまな診察法をマスターしておかなければなりません。

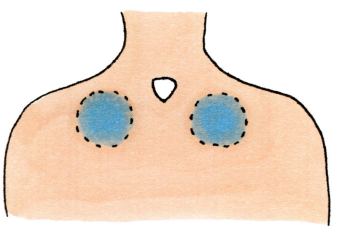

図2-4　風門の周りの冷えのスポット
手掌を当てて診る。手掌をじっと当てても冷えているのは、深層の冷え

❸ 硬さ（硬結）

❶ 定義

　経脈が阻滞すると、柔軟性を失って硬くなり、はたらきも柔軟さを失います。触診して、コリコリしていたり、筋張っているのを硬結といいます。「コリ」といったり、「スジバリ」といったりもしますが、同じものと考えます。小さいものは米粒くらい、紐のように連なっているもの、棒状、面状の硬結もあります。腹部の硬結は、塊のようになっています。

❷ 診察

　硬結も、浅層と深層とに分けます。
　浅層の硬結は、皮膚、皮下組織にあるキョロキョロ、コリコリです。
　深層の硬結は、いわゆる筋肉のコリで、あるいは靱帯の硬さなどです。
　浅層が阻滞すると腠理機能が乱れ、柔軟な対応ができなくなります。冷えが入ったり、熱が漏れたりし、反対に熱がこもったりします。深層では身体は柔軟性を失い、痛みが出たり、関節も硬くなります。

❸ 慢性化

　硬結は、「拒按」と「喜按」に分けられます。押して痛がる、嫌がるのを「拒按」といい、押しても痛がらず、かえって気持ちよいのを「喜按」といいます。拒按はどちらかといえば新しいツボで、それが慢性化すると喜按になります。強く押しても鈍い硬結は相当古いようです。慢性化したツボを疎通させるには温灸が欠かせません。
　菅沼周桂（1706〜1764）の『鍼灸則』に「一般的に、喜按は虚であり、怕按は実である」と書かれていますから、江戸時代にはこの分類があったようです。「怕」とは、「おびえること」です。「怕」と「拒」は同じ意味で使われていたようです。

❹ 温灸の適応

　浅層の硬結は、八分灸や知熱灸が適します。深層でも皮下脂肪が薄い部位、たとえば督脈、胸骨部の任脈などは八分灸や知熱灸でも適します。深層の硬結は、八分灸や知熱灸では力不足で、やはり灸頭鍼が必要になります。

❺ 好発部位

　浅層の硬結も、手足のほか、督脈や任脈、項部や肩背部によく現れ、広い範囲でみつか

ります。
　深層の硬結は、手足のほか、項部、肩背部、腰部、さらに腹部にもよく見られます。

4 へこみ（陥下）

❶ 定義
　正常な経脈は弾力がありますが、阻滞が慢性化すると弾力が失われ、へこみが形成されます。押してへこむのを「陥中」、目でも見えるへこみを「陥下」といいます。
　温灸では、陥下を主に治療対象とします。

❷ 診察
　陥下もやはり浅層と深層とに分けます。
　浅層では、皮膚につやがなく、シワがよっているところで、指で押して力なくへこみま

す。頭のツボがよい例で、小さくペコンとへこんでいます。大きくなると、空気が抜けた風船を指で押したような感じで、もっと弾力がなくなります。
　小さい陥下は見つけにくいのですが、同じ経脈の上下、左右の経脈で比較するとわかりやすくなります。最初から指で強く押してしまうと、そのへこみが陥下なのか、指で押したせいなのか、わからなくなりますので、指で押す前によく観察しておいてください。

❸ 慢性化
　へこみが慢性化すると、目で見えるようになります（陥下）。皮膚に斜めから光をあてたり、姿勢を変えるとみつかりやすくなります。また深層も抵抗感がなくなり、ずぶずぶと指が入っていきます。あるいは深層に、コ

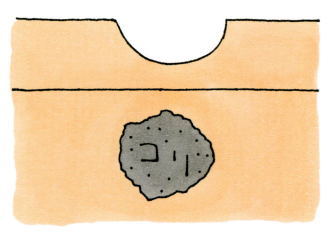

図2-5　慢性化したへこみ
へこみは慢性化すると陥下になるが、深層に硬結がある

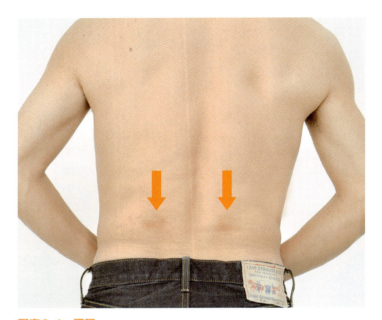

写真2-4　腰眼
腎兪の下方に陥下があり、腰眼と呼ばれている。ここから、腰痛、下腹部蔵府の不調などが予想される

リコリした硬結、ひどいのはゴリゴリした硬結が生まれます (図2-5)。

❹ 好発部位

陥下は豆粒くらいから、硬貨大、テニスボール大まで、五輪穴、背兪穴をはじめとして、重要なツボにはよく現れます。大きなものでは臍下にみられます。

たとえば、「上星は、豆が入るくらいのへこみの中に在る」というように、頭部のツボには豆粒大の陥下がよくみられます。大きめのものでは、腰眼や痞根が有名です。これらは目で確認できます (写真2-4)。さらに大きいものは、臍下に500円硬貨大に陥下している人もいます。押すとシワがよりますから、すぐわかります。

❺ 温灸の適応

『霊枢』に「経脈が陥下していれば、火法が適応する」(官能篇) とあります。火法とは、灸法、温罨法、焼き鍼などをいいます。また「陥下していれば施灸せよ」(経脈篇) とあります。陥下の治療は、防衛機能が落ちているところですから、お灸で補修します。

透熱灸で皮膚を瘢痕化し閉鎖するという考え方もあります。森共之（1669～1746）の『意仲玄奥』には、「絶骨・三陰交から湿気が入って疝気を病むのだから、この穴にたびたび施灸をして皮を厚くし、川を渡っても湿気が入らないようにせよ」とあります。

陥下は防衛機能が衰えていますので、そのままにしておくと深部まで寒邪が入り込みます。ツボとしては重篤です。深層に硬結があれば、灸頭鍼が必要です。透熱灸ならば、多壮灸になります。

余談1　ツボを探す－章門

　ツボは腹臥位、背臥位の状態で探すことが多いのですが、見つかりにくいことがしばしばあります。そういうときには、工夫が必要です。古典にツボの探し方のコツが書いてあるので、とても役に立ちます。たとえば『甲乙経』には次のように書いてあります。

　章門は「側臥し、上足を屈め、下足を伸ばし、臂を挙げて、之を取る」とあります。側臥して、上の足を曲げて、下の足は伸ばし、上肢を頭の方に上げて、取穴する。このようにすると、圧痛も硬結も著明になります（写真2-5）。

　さらに期門は「臂を挙げてこれを取る」とあります。側臥とは書いてないので、背臥位で取穴するのでしょう。こうすると、圧痛も硬結も明瞭になります。

　同じ任脈でも、天突は「頭を下げて」、璇璣から玉堂までは「頭を上げて」、膻中・中庭は「仰臥して」とあります。

　このように昔の人は実に細心に取穴していたようです。頭が下がります。古典は智慧の宝庫なのであります。

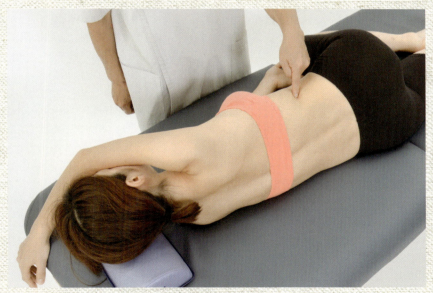

写真2-5　手を頭の上に上げると、章門が見つかりやすい

❻ 応用

　腰部に陥下があれば、腰下肢痛だけでなく、下腹部の病気が生まれます。有名なところでは、腰眼、痞根といった阿是穴は、実は陥下であり、江戸時代には盛んに治療していました。

　たとえば、菅沼周桂の『鍼灸則』には、腰眼は「婦人の月経不順、こしけ、腰脊冷痛、下血、痔漏などに十全の効果がある」と書いてあります。腰眼から寒邪が入り込んで、さまざまな病気を引き起こしたのであり、腰眼を修繕して疏通させ、元通りにすれば、次第に病気が回復してきます。

　後藤艮山（1659～1733）も『師説筆記』の中で、「求嗣には、腰眼の灸を多くすべし」といっています。求嗣とは跡継ぎを求めること、つまり不妊治療のことです。男女を分けていっていないので、どちらにも運用可能です。

　江戸時代の諸流派では、腹部の阻滞の治療のために、脇腹のツボである章門、石門、痞根をしばしば用います。よく触ってみると、やはり点ではなくて、硬貨大の硬結になっています。広さがあるので、温灸では知熱灸や灸頭鍼が最適のようです。

　冷えが取れたり、陥下が改善したり、深部の硬結が浮き上がってきたのが、疏通のきざしです。長く治療すれば、深部の硬結はだんだん緩んで、本来の経脈の流れに戻ります。

❺ ツボの重層化

　浅層にも深層にも阻滞があって、重層化しているのは、阻滞が強いツボといえます。肩こりを例えにしてみましょう。

硬結のみ

　いつも凝っているが、何とか乗り切っている状態。浅層に阻滞がなく、深層だけに硬結があります。

冷え＋硬結

　いつもの凝りに、クーラーなどで冷えて凝り感が強まった状態。このまま放っておくと風邪を引くかもしれません。浅層の冷えを温めるだけで、いつもの凝りだけになります。

ほてり＋硬結
　いつも凝っているが、分厚いコートを着たために浅層に熱がこもって、凝り感が強まった状態。浅層のほてりを除くと、いつもの凝りだけになります。

硬結＋硬結

浅層と深層に硬結があり、凝り感が強まった状態。浅層を疏通させるだけで楽になります。

陥下＋硬結

浅層が陥下となり、深層の硬結と合体して強度の凝り感となっています。温灸して陥下を改善すると、凝り感は減衰します。

　このように深層の硬結があるだけでは悪いといえません。浅層と深層がともに阻滞したときに、疏通の必要性が生まれます。陥下と硬結に、さらに冷えが追加されれば、最強の阻滞になります。陥下は防衛機能が衰えていますから、真っ先に治療したいツボです。これに冷え・硬結をともなったのですから、最強のツボといえます。さらに熱心に治療しなければなりません。侵入した外邪がその経脈をさらに阻滞させますし、ひいては全身の経脈の阻滞を引き起こします。

　以上は1カ所の阻滞ですが、慢性化すると経脈全体に広がりますし、さらに他の経脈にも波及しますから、局所だけでなく全身の診察がやはり欠かせません。

余談2　灸点

　お灸をする場所に印をつけることを「点」といいます。墨で印をつけるので「点墨」ともいいます。今のお灸は、艾炷を皮膚に置いてから線香で火をつけますが、線香が導入されるまでは、艾炷に火をつけてから皮膚に置いていましたので、「点」がなければ置き場所に迷います。迷ったあげく、適当な位置にお灸されては、いい迷惑ではないでしょうか。せっかく我慢したのに、「場所がちがっていました」では、すまないでしょう。岡本一抱（1655頃〜1716頃）が「灸穴の点墨は、一分一厘、誤ってはならない。穴法が少しでも誤れば、いたずらに好い肉を破り、益が無い」というのは、まさにその通りです（『灸法口訣指南』灸点論第八）。
　ツボは精密に探り、厳密に治療するのは、いうまでもありません。

余談3 後藤流灸法

湯熊灸庵と呼ばれた後藤艮山は、一気留滞説（病気は一気の留滞から生まれる）を唱えた有名な先生です。留滞とは、経脈でいえば阻滞のことであり、それを取り除くのに湯治・熊胆（気のめぐりをよくする）・灸治を活用したので、湯熊灸庵と呼ばれたようです。この他に、蕃椒（とうがらし）を活用し、肉食も奨励しました。要するに、入浴・お灸・唐辛子を使って、留滞を温め散らしていたようです。張家山『脈書』で「流水腐らず」「気は温かみである」といっているのと、基本骨格は、偶然ですが一致しています。

江戸時代の初めのころの鍼医で、夢分流に属すると思われる矢野白成（生没年不詳）も、「全身が温かいのは、陽気である。生きていられるのも、陽気である。五官・五蔵が神明であるのも、陽気である」といっています（『鍼治或問』）。

ちなみに、白成は身体が弱く、40歳のころに病気してから、毎日、自分で鍼をして、健康を保ったそうです。古くは、王執中（12〜13世紀）も身体が弱くて、その体験を踏まえて、『針灸資生経』を書きました。

艮山も白成も、腹診を重視し、腹部の治療（腹治）を重視しました。共通点は他にもあり、技術より心の在り方を強調しています。艮山は「誠実さ」を唱え、白成は「心徳」「心業」を説き、奇をてらい、利益を追うことを、強く否定しています。

艮山は、伝統的な「大艾炷で少壮」という伝統的灸法を「小艾炷で多壮」という方式に変えました。小艾炷のモデルは鼠糞や米粒です（写真2-6）。そして皮膚に着く面を尖らせるところに特徴があります。その理由は、「熱ければ治療は続かない」といい、病者の負担を少なくして確実に治すためです。艮山のめざすところは、誠実な医学の実践であり、愛情のこもった治療なのです。

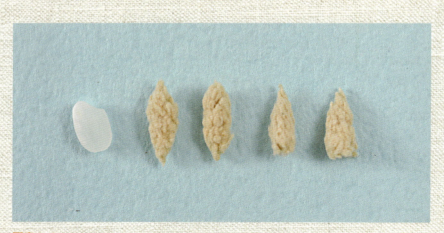

写真2-6 左から米粒、鼠糞状（2個）、円錐状（2個）。ツボの大きさによって、底面のサイズを変える

04 ツボの広さ

　ツボには広さがあります。その最も小さいのが点状、細長くなれば紐状、太くなれば棒状、広がれば面状になります。藤本蓮風先生の『経穴解説』（メディカルユーコン）にも、「ツボの広がり」「ツボの大きさ」という語がよく出てきます。中でも、章門穴の説明に4ページも費やしているのは、感動的でもあります。

❶ 点状

　五輸穴を代表として、手足の先にあるツボは、おおよそは点状です。小さいといっても必ずしも点ではなく、たとえば「申脈は爪甲が入るくらいのへこみの中にある」といわれるように、細長い割れ目のようになっているツボもあります。小さいものですから、五輸穴を探るのは難しく、鍛錬が欠かせません。五輸穴は経脈の変調のみならず、蔵府の変調を整える重要なツボですから、たゆまないツボ探しの訓練を心がけてください。

❷ 紐状（索状）　（図2-6）

　細長く連なった阻滞もあります。任脈がその代表です。

　任脈に圧痛があるときに、撮診してみると紐状のものをつかめます。任脈が陥下しているときも、注意深くさぐると奥に紐状のものがあります。この紐状のものが存在すると、任脈の阻滞と判断します。それが箸のように固くなったのを「正中芯」といい、紐状の阻滞

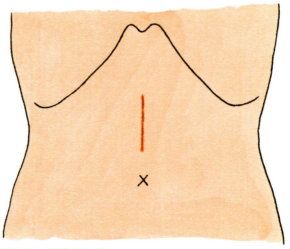

図2-6　紐状のツボ
最初は軟らかいが、慢性化すると硬くなり、さらに慢性化すると「正中芯」と呼ばれる重篤なツボになる

の慢性化したものです。

　紐状のものは浅層に存在していますので、温灸治療が最適です。浅ければ八分灸、少し奥のほうになれば知熱灸、さらに深くなり、腹部であれば灸頭鍼をします。正中芯になると、温灸ではなかなか軟らかくならないので、透熱灸が欠かせません。

❸ 棒状　（図2-7）

　脊柱起立筋、腓腹筋、前脛骨筋などの凝りは、しばしば棒状になっています。腹部では、腹直筋が固くなっていることがよくあり、これを「腹皮拘急(ふくひこうきゅう)」・「小腹拘急(しょうふくこうきゅう)」といいます。いずれも、阻滞としては大きなものです。

❹ 面状　（図2-8）

　面状といっても大きさはさまざまで、ほてり・冷え・硬結・陥下が現れます。

ⓐ ほてり

　ほてりは、硬貨大から手掌大まで、広く現れます。頭部、顔面部、項部、肩背部など、上半身によく現れ、腹部では心窩部、肋骨弓付

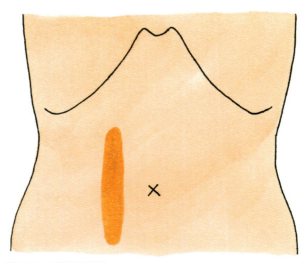

図2-7　棒状のツボ
短いものでは数センチ。長いものは10センチ、またはそれ以上になる。長いほど、慢性化している

近にも現れます。

ⓑ 冷え
冷えは、足部全体、下腿全体というように、大きな面で冷えていたり、手掌大だったり、硬貨大であったり、広く現れます。下肢、腰部、側腹部、腹部によく現れ、ときどき肩背部、項部などにも現れます。

ⓒ 硬結
面状の硬結は、項部から肩背部までよく現れ、心窩部などにも現れます。どちらも浅層に現れます。

ⓓ 陥下
下腹部の陥下は、米粒大から硬貨大、テニスボール大に発展することがあります。

以上のように、ツボには広さがあります。ツボの広さによって、小さく温めるか、広範囲で温めるかを決め、それに基づいて温灸をしていきます。またツボ全体ではなく、そこから核心部を探し出して、治療点と定めるか、などいろいろ考えます。

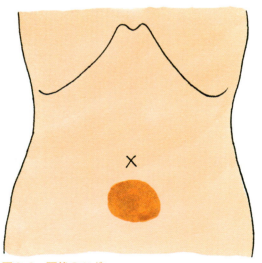

図2-8 面状のツボ
臍下の陥下も慢性化すれば面状になり、その中心部を指で押すとすり鉢状にくぼむ

第2章 ツボのとらえ方　49

余談4　三分の艾炷 (写真2-7、2-8)

ツボの広さに絡んで、艾炷の大きさについて、寄り道しましょう。

唐・孫思邈撰の『千金方』「灸例」に「灸、三分ならざるは、是れを徒冤と謂う」とあり、底面の直径が三分（約7mm）に満たない艾炷は、ムダ（徒）であり、患者さんにとっては冤罪に等しいといっています。要するに、小さすぎて効かない、ただの火傷にすぎない、と痛烈な一言です。その理由は、①ツボをおおえない、②経脈に当たらない、③熱が通らない、と他の古典に解説がありました。

「灸」は古くは「久」と書かれ、「久」には「塞ぐ」の意味があります。「ツボをおおう」というのは、核心を突いています。「ツボをおおう」といっていますから、昔はツボに広さがあると確かに認識していたようです。ツボが点になったのは、鍼法と関連があり、経穴学の普及とも大いに関係があったのかと思います。

この直径三分というのは、中国でも日本でも標準の大きさで、特別に大きい艾炷というわけではありません。『甲乙経』に、足三里は3壮とありますが、おそらく三分の艾炷でしょう。昔は、大艾炷で少壮という方針だったようです。小艾炷で多壮という流派もあったようですが、詳細はわかっていません。

前述しましたが日本では、後藤艮山が、熱いお灸では治療が長続きしないといって、小艾炷に変え、多壮灸を原則としました。それ以降、小艾炷がスタンダードになって、現在に至ります。

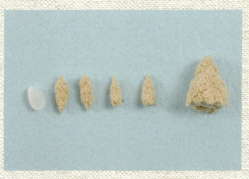

写真2-7　米粒大の艾炷と三分の艾炷
左から、米粒、鼠糞状（2個）、円錐状（2個）、三分の艾炷

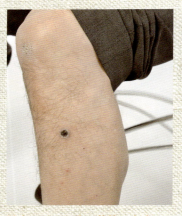

写真2-8　三分の艾炷の灸痕
実際にすえてみると、熱い、灸痕が化膿するなど、継続的な治療には向いていないかもしれない

経脈の阻滞の慢性化

　ツボの数は初めは少ないですが、慢性化すると増えていきます。阻滞している経脈も初めは少ないのですが、慢性化すると多くなります。そしてツボ自体も慢性化します。
　たとえば、腰痛。
　① 腰部の阻滞から、下肢の阻滞、肩背部・後頭部の阻滞へ広がる。
　② 足太陽膀胱経の腰痛から、足少陽胆経に広がり、あるいは足少陰腎経にも阻滞が生まれる。
　③ 腰部の阻滞が、拒按から喜按になり、冷え・陥下へと慢性化する。
　この法則が分かると、治りやすいのか、時間がかかるのか、おおよそ推測することができます。また、慢性化に逆行するように阻滞の数が少なくなるか、阻滞の経脈が減ってくるか、阻滞が軽度になるかで、治療効果を判定することができます。

❶ ツボが多いほど慢性化している

　基本の法則です。最初は1カ所の阻滞でも、慢性化すると同一の経脈上に多くの阻滞が生じます（図2-9）。たとえば、最初は腰部の阻滞だけだったのが、慢性化すると後頭部や下肢後側に阻滞が発生します。そうなると、それぞれの疏通が必要になります。上まぶたや前額部も足太陽膀胱経ですから、上まぶたが重いという症状があれば、前額部、後頭部、腰部、下肢の中から阻滞を探し出して疏通すると、自然に治っていきます。下まぶたは足陽明胃経ですから、同じように診察し、治療します。
　この方法は、のちに循経取穴に発展しますが、この基本が分かっていないと、形式だけの循経取穴になってしまいます。阻滞を見つけることが、なんといっても大事なのです。

❷ 阻滞のある経脈が多くなると慢性化している

　病気の初期は、阻滞のある経脈は1条だけですが、慢性化すると他の経脈にも阻滞が生まれます。たとえば、足太陽膀胱経に阻滞があると、足少陰腎経も阻滞し、任脈が阻滞すると督脈も阻滞します。また、上下の経脈でも阻滞が発生します。足太陽膀胱経に阻滞があれば、手太陽小腸経にも阻滞が出るようです。
　阻滞がさらに慢性化すると、複数の経脈に阻滞が発生し、予想しない経脈にも阻滞が出現しますので、表裏にこだわっていると見つけられなくなります。無心になって探しましょう。

❸ ツボ自体が慢性化する

「03 ツボの状態」(p.35〜45) で説明しましたように、ツボは治療しないでおくと慢性化します。

ⓐ ほてり：新しいほてりは消えたり出たりしますが、慢性化するといつでもほてっています。

ⓑ 冷え：新しい冷えは浅層だけですが、慢性化すると深層も冷え、いつでも冷えるようになります。

ⓒ 硬結：新しい硬結は、圧痛が強かったり、硬くてもまだ弾力があります。慢性化すると、喜按になり、弾力がなくなり硬くなります。

ⓓ 陥下：新しい陥下は押すとへこむだけですが、慢性化すると誰が見てもへこんで見えるようになります。

ⓔ 深さ：浅層にあるツボは新しく、慢性化すると深層にもツボができます。

ⓕ 広さ：新しいツボは小さいですが、慢性化すると大きくなります。

ツボは、ⓐ〜ⓕまでの要素が重なると、さらに慢性化します。たとえば、冷えと喜按だと2要素ですが、冷えと陥下と硬結は3要素ですから、より慢性化したツボといえます。探し出したツボが新しいか、慢性化したものかによって、温灸の方法が変わります。新しければさっと温めてもよいですが、慢性化したツボはじっくり温める必要があります。

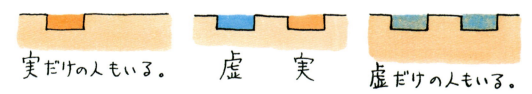

図2-9 阻滞の慢性化
阻滞が慢性化すると、同一経脈に複数のツボが出現して来る。初めは1カ所だったものが、慢性化すると2カ所、3カ所と増えていく。たとえば、初めは実のツボが1カ所でも、慢性化すると虚のツボが増えたりする。さらに慢性化すると、虚のツボが2カ所になることもある

④ 阻滞を探す目安

全身の経脈に阻滞は生まれますが、ここでは温灸が適応する大きめの阻滞、体幹部を通る足の三陽経と、督脈・任脈を中心に説明します。手足の五輸穴は小さめの阻滞ですが、鍼と透熱灸がよく適応します。

❶ 足太陽膀胱経

身体の後面全体を循行しています。体幹部では、督脈の外方1寸5分に1行線、外方3寸に2行線とありますが、外方5分の華佗夾脊穴を含めます。

ⓐ 頭部： ほてり・拒按

目が疲れている人は、上まぶた、眉毛の周辺にほてりがあります。前額部の頭痛を訴える人も、前額部にほてりがあります。頭痛、めまい、耳鳴りを訴えている人は、後頭部にほてりと拒按があることが多いようです。

頭部にはたくさんのツボがありますが、ほてり・陥下、ほてり・硬結というような、2要素のツボを優先して疏通します。

ⓑ 後頭部： ほてり・硬結

頭痛、めまい、耳鳴りを訴えている人は、後頭部にほてりと喜按・拒按があることが多いようです。

ⓒ 肩背部： ほてり・冷え・硬結

ⓓ 腰部： 冷え・硬結・陥下

ⓔ 下肢： 冷え・硬結・陥下

ⓒ～ⓔでは、特にⓓ腰部とⓔ下肢には、慢性化したツボが多いので、疏通の治療はとても重要になります。

同じように、ⓒ肩背部の凝りを主訴としており、腰痛を訴えなくても、下肢に症状がなくても、腰部・下肢に阻滞があればぜひ治療すべきです。

仮に腹部の症状を訴えていても、腰部に阻滞があれば、必ず治療をします。たとえば、腰部には、腰眼という奇穴があります。腰眼は、陥下・硬結・冷えを伴う慢性的なツボですが、腰痛が主訴でなくても必ず治療します。

❷ 足陽明胃経

身体の前面全体を循行しています。

ⓐ 顔面部： 硬結・ほてり

頬を撮むとやわらかみがなく、強ばってい

ます。こわばりですから、硬結に属します。頬に硬結があると、ほてり、冷えが出やすくなります。顔面には温灸治療はしないのですが、頬に阻滞があれば足陽明胃経を疏通します。

ⓑ 胸部： 🔘 ⌣ 硬結・陥下

胸部に硬結、陥下があれば、胸の詰まり感、気管・気管支・食道の機能に異常がみられます。知熱灸か八分灸をして疏通します。

ⓒ 腹部： 🔘 🟦 硬結・冷え

上腹部の腹直筋のこわばり（腹皮拘急）、下腹部の腹直筋のこわばり（小腹拘急）が代表的な硬結です。これらによって圧迫されて、消化器の働きが悪くなります。小腹拘急があって、便秘や下痢、生理痛などがあれば、小腹拘急を緩めると、症状は自動的に緩解します。臍を中心に足少陰腎経に紐状の阻滞がみられます。とくに左側に。慢性化すると硬くなり拍動を確認できますが、こうなると温灸でじっくり温めるか、透熱灸で多壮すえなければなりません。

たとえば、腹部の硬結を後藤艮山は病気の根源とみなしました。確かに腹部の治療はとても有効です。直接的には、硬結や冷えのツボなので、温灸の出番が多くなります。腹部の阻滞には、痞痕・腰眼・章門・京門などが配穴されています。

ⓓ 下腹部： ✸ 拒按

下腹部の拒按は、瘀血の反応です。下腹部は足厥陰肝経が主に循行しています。太衝や中封にツボがよく出ています。

ⓔ 下肢： ⌣ 🔘 陥下・硬結

足三里に硬結・陥下がよくみられます。陥下は三里から上巨虚まで連なることがあります。陥下している足三里に灸頭鍼をすると、腹部のこわばりが緩んできます。腹直筋が固くなれば、胃腸を圧迫しますから、自動的に胃腸の不調に発展します。腹直筋も前脛骨筋も足陽明胃経に所属しますから、上巨虚が大腸の下合穴、下巨虚が小腸の下合穴である理由がここにあります。足三里は、足関節を底屈すると陥下しますのですぐ見つかります。

❸足少陽胆経

身体の側面全体を循行しています。

ⓐ 側頭部・側頸部： 🔘 🟧 硬結・ほてり

直接的には、浅層の阻滞のときに、知熱灸で治療します。ほてりのときは、瀉法の知熱灸をします。

ⓑ 側腹部： ⌣ 🔘 🟦 陥下・硬結・冷え

章門・京門・痞根に、陥下、硬結、冷えがよくみられます。

能美洞庵（1794〜1872）は「積聚（しゃくじゅ）があるひと、多くは章門や京門のあたりに、硬さ・張り・引きつれがあり」、「これがさっぱり取れれば、全治を得る」といい（『六診提要』）、章門や京門のあたりの硬結を緩めると自然に積聚（しゃっき）（積気）が緩むことをいっています。側腹部の阻滞は腹部の阻滞と密接な関係があるため、とても重要だといえます。このあたりに、募穴の意味があるのではないでしょうか。

ⓒ 下肢： 🔘 ⌣ 🟦 硬結・陥下・冷え

風市・徹腹や五輪穴に、硬結、陥下、冷えがみられます。

風市は足少陽胆経で、脚気八処穴で有名で

す。さらに風市の上方1寸に徹腹という奇穴があります。香川流では「このツボを押すと、腹中まで痛みが透徹するので、徹腹といいます。反胃、吐食、積気、吐水、痃癖、気痛、疝積、腰痛、胃寒、腹痛、心腹拘痛、小腹無力などの腹部の諸症状に有効です。婦人では腰の周囲の慢性の冷え、月経不順に有効」としてよく用いています（香川與司馬著『灸譜』）。

和田東郭（1744～1803）は、「章門などに灸するのは、その凝っているところへ直接責めているようなものである。直接責めて悪化しそうな場合は、風市などから治療を始めたほうがよい」（『蕉窓雑話』）といっており、腹部の積聚を取り除くのに章門がよいとしても、章門の遠隔治療としての風市を薦めています。

その他に、温灸向きのツボとして丘墟が大きく陥下していますので、しばしば用います。

❹ 督脈

督脈にも阻滞がみられます。大きなツボなので温灸がよく適応します。

江戸時代の宮脇仲策（生没年不詳）は、督脈の阻滞を「棘突起が碁石のようだ」と表現しています（『鍼学発矇訓』）。なるほど、うまい表現です。碁石がある人は、背中・項・肩の痛みのほか、眼病、痰咳、嘔逆、便秘、下痢などがあるといっています。硬貨大というところでしょう。督脈の圧痛がある部位をよく触ると、たしかに碁石状になっています。押せば碁石のようですが、撮診すると皮下が固くなって、深層の棘上靱帯も硬くなっていま

す。硬くなった部分が棘突起をおおったために、棘突起は大きくなり、硬くなって碁石のように感じられます (図2-10)。

岡部素道は、身柱穴から至陽穴までの4穴は、「精神病、神経症（ノイローゼ、ヒステリー、胃アトニー）などの神経性にもとづく諸疾患の特効穴」だといっています（『鍼灸経絡治療』）。第3胸椎から第7胸椎までは、碁石をイメージして、よく触れてみてください。

なお、和田東郭は「身柱穴に灸すれば、上部を疏通させるだけでなく、心下を開く作用がある」（『蕉窓雑話』）といい、小児のちりけの灸は、胸がふさがったのを疏通するといっています。やはり督脈と任脈が表裏の関係にあります。

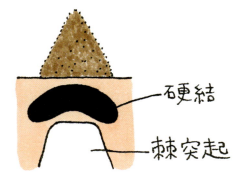

図2-10
棘突起に硬結の帽子が乗っているので、棘突起が大きく、硬く感じる。これを碁石のツボという。全体をおおうように、知熱灸をする

❺ 任脈

　胸部から腹部までの任脈にも阻滞がよくみられ、よく温灸が適応します。

ⓐ 胸部：天突から鳩尾までの間に紐状の阻滞を見つけることができます。ツボは浅層にあるので八分灸、知熱灸を用います。紐状の硬結に、陥下、拒按が加われば、慢性化した阻滞と判断します。これは膻中や中庭によく出現し、胸のつかえ、咳き込み、嚥下困難、吐き気などが出現します。この紐状のものが軟らかになると、自然に症状が取れてきます。

ⓑ 腹部：上腹部は、ツボは浅層にあるので八分灸・知熱灸の適応です。深層の冷えを感じるときは灸頭鍼をします。下腹部は陥下していたり、冷えがあるので、灸頭鍼の適応です。なお、胸部や心窩部は、温めすぎると悪化することがあります。これを「灸とがめ」といいます。温めすぎないように、控えめに温灸してください。

　宮脇仲策は、任脈が弓の弦のように張っているのは、下腹部では腎・命門の虚であり、上腹部では脾胃の虚であるといっています（『鍼学発瞳訓』）。代表的なツボでは、上腹部は中脘、下腹部は気海・関元です。

❻ 五輪穴

　五輪穴には陥下がよく現れます。宋代の経穴書の『銅人腧穴鍼灸図経』では、五輪穴の66穴のうち、37穴が陥中だといっています。驚いたことに、手太陽小腸経の6穴すべてが陥中です。井穴の少沢にしても「爪甲の角から一分離れたところの陥中」といっています。陥下は、外邪が入り込み、正気が漏れ出るツボですから、速やかに修復しましょう。

　水が湧き出て（井穴）、溜まり（榮穴）、注がれ（兪穴）、行れて（経穴）、合流して（合穴）、といわれるように、五輪穴は経脈の上流とも考えられています。上流に阻滞があれば中流・下流におよびますから、五輪穴に陥下があれば経脈全体が阻滞しやすくなります。小さなツボなのに、影響は大きく、被害は甚大なのです。こう考えると、五輪穴の治療の意義がはっきりします。

　また、矢野白成が「鳩尾に邪があって苦しむときは、井穴である気海穴を治療しなければならない」といっています（『鍼治或問』）。ちょっと、ニヤッとしてしまいました。任脈の起点は「中極の下」ですので、独自の発明なのでしょう。

06 診察

　診察には四診があり、四診を合算して治療方法を決定するというのは大原則です。この大原則をふまえた上で、温灸のための診察を説明します。

1 脈診

　毎回の診察には、必ず脈診を行います。温灸治療といえども、必ず診てください。脈診の方法は、寸口部（橈骨動脈拍動部）に示指、中指、薬指の3本の指を置いてみる寸口脈診をします（図2-11）。

❶ 脈状診
ⓐ はやさ（数脈・遅脈）

　なにはさておいて、数脈と遅脈を診てください。体温を予想しますが、個人差がありますので、厳密に体温を測るのであれば、体温計を使ってください。ただし、貧血で数脈になっていることがあります。

　健康男子は、心拍数は1分間に60〜80程度が標準で、80を超えれば数脈、60を下回れば遅脈とみなします。

　数脈は体温が高くなっているので、温灸は避けます。遅脈は体温が低くなっているので、温灸の最適応です。腰痛でも、肩こりでも、遅脈であれば温灸治療を選択しますが、数脈では温灸は避けるか、治療方針を立て直します。また前回は遅脈だとしても、今回、数脈に変わっていることもありますので、思い込みの治療をしないで、毎回きちんと脈診します。

ⓑ 弾力（有力・無力）

　3本の指全体で弾力を診ます。「弾力がある」（有力）は、循行の有余で、営血・衛気が有余ですから、温灸にはあまり適していません。もし、温灸をするとしたら、瀉的に行います。

　「弾力がない」（無力）は、循行の不足で、営血・衛気の不足ですから、温灸が適していま

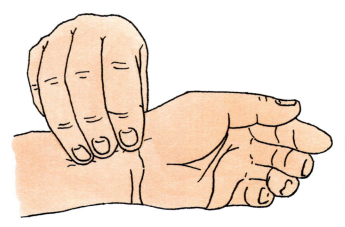

図2-11　寸口脈診
寸口部（橈骨動脈拍動部）を示指・中指・薬指で診る、伝統的な脈診法。この指の当て方は、p.64図2-13の陥下の診察にも応用する

す。寸・関・尺のすべてが無力であれば、全身の循行不足ということになります。

弾力の有無は相対的な判断ですので、難しいところがあります。たとえば、お酒を飲んだり、運動した直後は、有力になっています。長く休んだり、空腹だったりすると、無力になります。自分で試して、指に覚えさせてください。

❷ 六部定位脈診

寸口を寸・関・尺に分け、両手で診るのを「六部脈診」といいます。その六部に、何かを配当することを「定位」といいます。合わせて「六部定位脈診」といいます。本書では、身体の左右の上・中・下を配当しますが、蔵府や経脈を配当させる方法もあります。

まず、左寸口に左半身を、右寸口に右半身を配当します。次に、寸に頭部〜胸部、関に上腹部、尺に下腹部〜下肢を配当します。左右の寸・関・尺の弾力を診ることによって、全身の循行状況をうかがいます。

寸・関・尺のどこかが無力であれば、対応部分が循行不足であることが分かり、どこかが有力であれば、対応部分が循行有余であることが分かります (図2-12)。治療効果の判定も六部定位脈診でも行います。

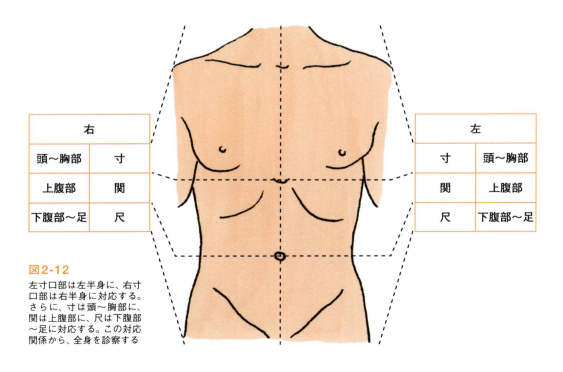

図2-12
左寸口部は左半身に、右寸口部は右半身に対応する。さらに、寸は頭〜胸部に、関は上腹部に、尺は下腹部〜足に対応する。この対応関係から、全身を診察する

右		左
◎	寸	○
○	関	○
△	尺	○

この左表では右尺が△で無力であるので、右下腹部、右腰・下肢が循行不足であることが分かり、温灸の適応だといえます。右寸が◎で有力であるので、右頸肩、右胸部が循行有余であることが分かり、温灸は合わないかも知れません。右肩の凝りが主訴ということならば、局所には温灸はしないでおきます。

右		左
○	寸	○
○	関	○
△	尺	△

この左表では左右の尺が△で無力であるので、下腹部全体、腰部下肢全体が循行不足であることが分かります。ツボを探して、治療して、脈に弾力が出てくれば、改善に向かっていることが分かります。このように脈診で治療効果を判定することもできます。

こうしてみても、温灸の治療でも六部脈診は欠かせません。速さと弾力を診るだけの素朴なものですから、マスターしてください。的確に治療をするためには、欠かせません。

❷ 触診

ツボを探すのは、触診がメインになります。

ツボが点であれば、指先を中心に触診しますが、ツボが面であれば、指先だけでは役不足です。たとえば、冷え・ほてりは、指先より、手のひらのほうがよく感じます。頭のほてりは、髪の毛の中に櫛のように指を入れて、地肌からほてりを見つけますが、指の背のほうが優れています。小さな硬結は指先でもよいですが、大きな硬結は、母指球や小指球を使ったほうが、より塊ぐあいが明瞭になります。

要するに、ツボが面であるならば、指先だけでなく、手掌、手背などを使って、仔細に探します。そしてツボを探すとはいいますが、「見つける」のではなく、「自然に見つかる」のが理想型です。そのためには身体も頭も「力を抜く」ことが必要なのですが、これまた「抜く」のではなく、「自然に抜ける」のが理想型です。その近道は、天賦の才能がある人以外は、繰り返しの練習しかありません。

第2章 ツボのとらえ方　59

❶ 手をかざす

皮膚から数センチ離して、皮膚からの情報を手掌で拾います。触らないですが、触診に属します(写真2-9)。

冷えとほてりを探すときに使いますが、特に深層から冷えているときは、手をかざしてみてください。手をかざして冷えていて、皮膚に触れて冷えていれば、確実に冷えています。しかし、この方法は、得手不得手があります。万全な方法とはいえませんので、他の診察法とで合算していきます。

❷ 皮膚を触診する

触診は、基本は指先で診ます。皮膚の状態を診るために軽く触れます。実際にうぶ毛を診るわけではありませんが、うぶ毛に触れることをイメージします。皮膚の張り、汗ばみ、冷えやほてりを診ます。触る圧力が強いと見つけにくいので、できるだけ浮かして触ります。わかりにくい場合や力が入ってしまう場合は、どうしても強くなる場合は、手掌や手背を使います(写真2-10、2-11)。

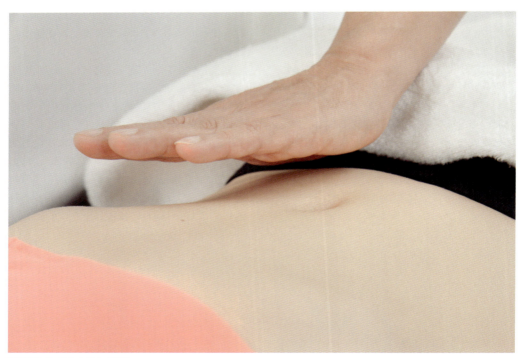

写真2-9 手をかざして触診

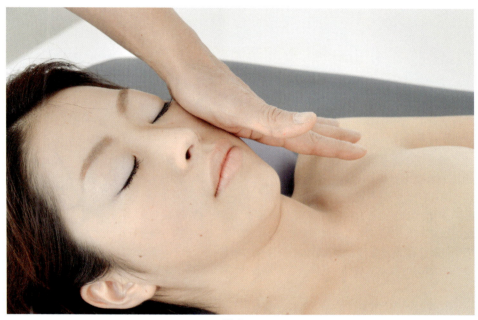

写真2-10 うぶ毛に触れることをイメージして手掌で触診

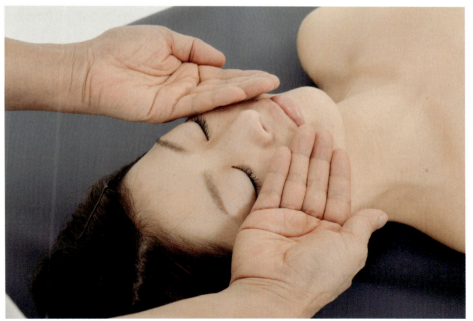

写真2-11 うぶ毛に触れることをイメージして手背で触診

ほてりも、手のひらと四指の背側で診ます。頭部のほてりは、髪の毛があって診にくいので、指を櫛のようにして髪の毛の中に入れ、四指の背側で地肌のほてりを診ます（写真2-12）。

冷えは、手のひらと四指の背側で診ます。指先は、冷えを感知する能力は高くないようです。藤本蓮風先生は、労宮診として手のひらを最大に活用しています（『体表観察学』緑書房）。

手のひらが肌に触れてしまったり、強く押さえると触覚が働くので、冷えだけを診る場合は、そっと肌に置くようにします。そして四指は使わないので、浮かせたほうがよいようです。

❸ 皮下組織を触診する

皮下組織の状態を診るためには、❷より少し強めに触診します。皮下組織の硬結や、冷えやほてりを診ます。撮診が便利です。

❹ 硬結を触る

浅層の硬結は、撮診で診ます。深層の硬結は小さい硬結ならば指先、大きい硬結ならば3指を揃えたり、母指球や小指球を使って診ます。

かつて東洋鍼灸専門学校の実技室に、橋本素岳（1915〜1995）の腹診の写真が貼ってありました。その中に、写真2-13のような手法がありました。深層の硬結を探るには、とても役立ちます。橋本素岳は、柳谷素霊のお弟子さんで、九鍼の名手として名を馳せ、東洋鍼灸専門学校でも教鞭をとっていました。

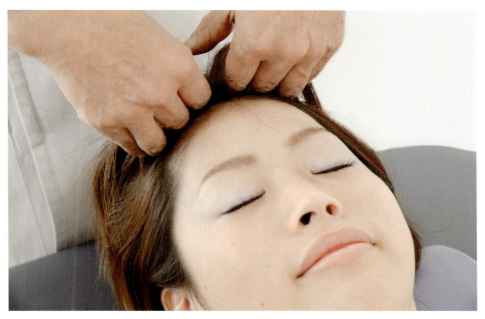

写真2-12 指を櫛のようにして髪の毛の中に入れ、四指の背側で地肌のほてりを診る

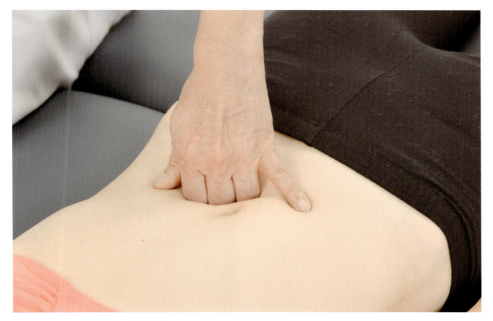

写真2-13 橋本素岳の腹診法
示指・中指・薬指の近位指節間関節を使うと深層の硬結を診ることができる

第2章 ツボのとらえ方

❺ 陥下を診る

　陥下は、基本的に指先で診ますが、示指・中指・薬指（あるいは示指・中指）をそろえて、押さえてみることがあります。足では太陰脾経では太白から公孫、厥陰肝経では太衝から行間、少陰腎経では太谿から復溜などに応用します。

　たとえば、右の手太陽小腸経ならば、左手を右手の手背にかぶせて、薬指が後谿、示指が腕骨に当たるように診ます。そのとき、指が食い込むように入るならば、陥下とみなします。食い込み度によって、阻滞度を予想します。三指全部がへこむようだと、重度の阻滞と考えられます。

　図2-13は手陽明大腸経の合谷から三間の陥下を診ています。

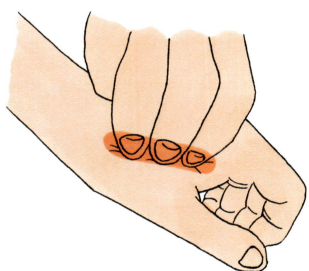

図2-13
脈診のように示指・中指・薬指をそろえて陥下を診る。このイラストでは、合谷から三間まで、中手骨沿いに陥下を診ている

❸ 撮診

撮診は母指と示指で、皮膚を撮んで診察する方法です（写真2-14、2-15）。指先で撮むと皮膚の阻滞、少し厚めに撮むと皮下組織の阻滞を診ることができます。撮診痛や硬結があれば、阻滞と判断します。

撮診して阻滞がある部位は、他の所に比べてわずかの厚みがあります。それによって、撮診痛と硬結があることが分かります。撮診痛と硬結は、ほぼ経穴の位置にあります。連なって紐状になっている場合もあります。どの経脈でもみつかりますが、任脈や督脈でよくみつけることができます。ツボとしては小さいですが、阻滞に違いありませんので、疏通させなければなりません。

皮膚、皮下組織の阻滞は、温灸が最適です。逆にいえば、温灸には撮診法が欠かせない、ということになります。

撮診については、首藤傳明先生の『超旋刺と臨床のツボ』（医道の日本社）に写真入りでよく説明されていますので、ぜひ参考にしてください。

撮診のコツ

撮診法がいつ開発されたのかはよく分かりませんが、岡部素道の『鍼灸経絡治療』（績文堂）に取り上げられています。「鍼灸の診察上かかせないものである」といい、経絡治療では標準的な診察法のようです。何カ所か撮んで、痛みがあるか、ないかを聞くだけですので、コツを掴めば有力な診察法になります。慣れてくると、撮んだ部分がはばったく感じますので、聞かなくても分かるようになります。経脈の浅層の阻滞を見つけ出すには、とても優れた方法だと思います。

自分で練習してもよいですが、数人で撮み合うとよい練習になります。前腕でも、下肢でも、頬でも、首周りでも、背中でも、いろいろ試して、指に覚えさせてください。

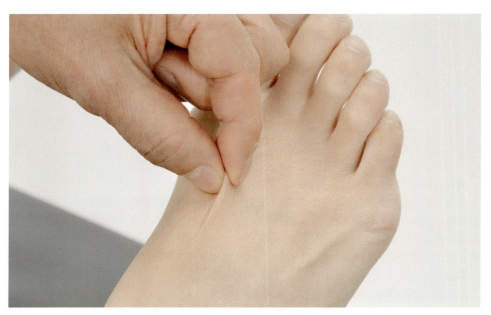

写真2-14
母指と示指の指先を使って、皮膚の撮診する。阻滞があると撮診痛がある。写真は、太衝付近を撮診している

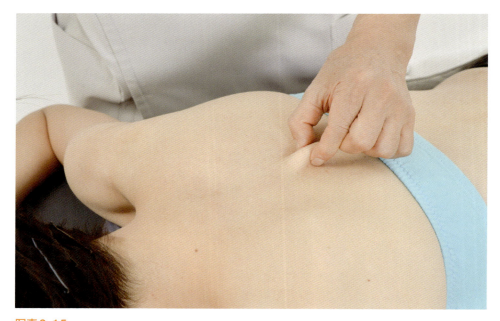

写真2-15
肩背部や背腰部の撮診は、母指と示指で厚く撮診する。写真は、神道付近を撮診している

❹ 腹診

　腹診は腹部だけでなく、胸部、側腹部も含めます。その中からツボ（ほてり・冷え・硬結・陥下）をみつけます。腹診で大事なことは、不快な思いをさせないことです。最初から強く押すと嫌がられることが多いので、ご注意ください。そのために、先にほてり・冷えを探し、次に陥下、硬結の順番で探します。慣れないうちは、ほてり、冷えだけでも構いません。強く押して、深い部位を診るときは、診る面積を広くすると痛がられませんので、母指球や小指球などもよく使います（写真2-16）。

　ツボは、おおむね重要な経穴（たとえば募穴）付近に現れます。

　ほてりは心窩部に出現します。

　冷えは中脘の周り、臍の周り、下腹部によく出現します。

　硬結は大きなものでは腹直筋の腹皮拘急・小腹拘急と呼ばれている硬結があります。広がったものでは、胸脇苦満、心下痞と呼ばれるものもあります。正中芯と呼ばれる、任脈の紐状の硬結も見逃せません。臍の上下左右にもよく現れます。この硬結が古くなると動悸がよく現れます。逆にいえば、腹部動悸があるときは、病気が慢性化していると予想できます。

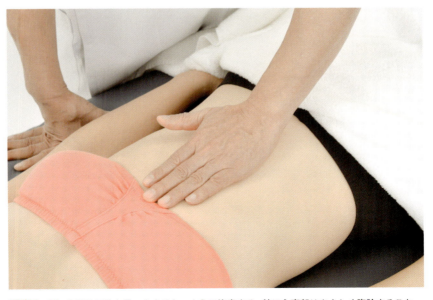

写真2-16　腹診は不快な思いをさせないように注意する。特に心窩部はやさしく腹診すること

陥下は、任脈、特に臍下によく現れます。
　腹部にはよくシワがみられます。阻滞の一種と考えてよいかもしれません。胃が悪い人は中脘の高さ、胃腸が悪い人は臍の高さ、腎が弱い人は臍下の高さ、肝が悪い人はみずおちの高さ、心が悪い人は胸骨下端の高さ、それぞれの高さにシワができるようです。シワの深さで古さを診ることができます。治療をしても消えることはありませんが、腹診のひとつとして観察します(写真2-17)。
　みつけた腹部の阻滞は、直接に治療するか、同じ経脈上の他のツボを利用して治療します。

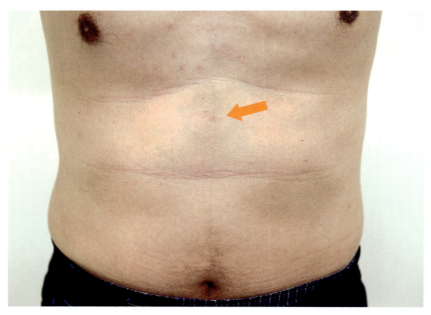

写真2-17　腹部のシワ
中脘の高さと、胸骨下端の高さに横に長く、深いシワがある。
矢印の巨闕穴に灸痕があるのは、心窩部の不調を物語っている

第3章

温灸の施術方法

01 モグサについて

1 モグサの鑑別

　本書の温灸治療は、治療家が自分で阻滞（ツボ）をみつけ、それに合う温灸を選択し、ちょうど良い加減で温灸するというものです。他者が作ったマニュアル、たとえば「病気に効くツボ」を頼りにするというような治療ではありません。あくまで、最終的な判断は自分自身に在るのです。反対にいえば、最終的な判断は自分自身に在るという習慣がついていないと、この温灸治療はうまくいきません。

　モグサ選びも同じことで、「あのメーカーの何という商品が良い」というのではなく、鑑別のコツを伝えて、あとは読者に判断してもらうことにします。あれこれ自分自身で試して、自分に合ったモグサを選んでください。道具選びは、楽しいですよ。

　モグサは的確な治療をするためにも、流れるような治療をするためにも、事故を起こさないためにも、そしてランニングコストを考慮する上でも、慎重に鑑別しましょう。

　八分灸は、透熱灸と同じモグサを使います。大きめの八分灸なら、知熱灸のモグサを使ってもよいです。柔軟に対処しましょう。

　知熱灸は、艾炷を姿よく作りますので、整形しやすく、燃え方が均一なモグサを探します。燃え方が均一でない場合は、あまり効果がありません。その時はやり直します。知熱灸は何より燃え方が均一なものを選びます。

　灸頭鍼は、何より艾球が落下しないようなモグサを探します。知熱灸用と灸頭鍼用とで、兼用してもよいでしょう。また、温灸をたくさんすえるならば、コストも考えます。

　いずれにしても以下にご紹介する内容は目安です。灸頭鍼用とあってもメーカーによってさまざまです。熱量を重視するのか、落下しないのを重視するのか、選択基準はいろいろです。名人になると、どんなモグサでも難なく使っています。

　ちなみに、知熱灸と兼用するモグサは、イボやウオノメを焼灼するときのモグサにも使います。透熱灸用モグサでは火力が弱くて、焼灼するのに時間がかかりますので、少し火力の強いモグサを使えば、焼灼に要する時間が短くなります。

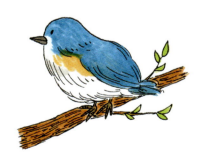

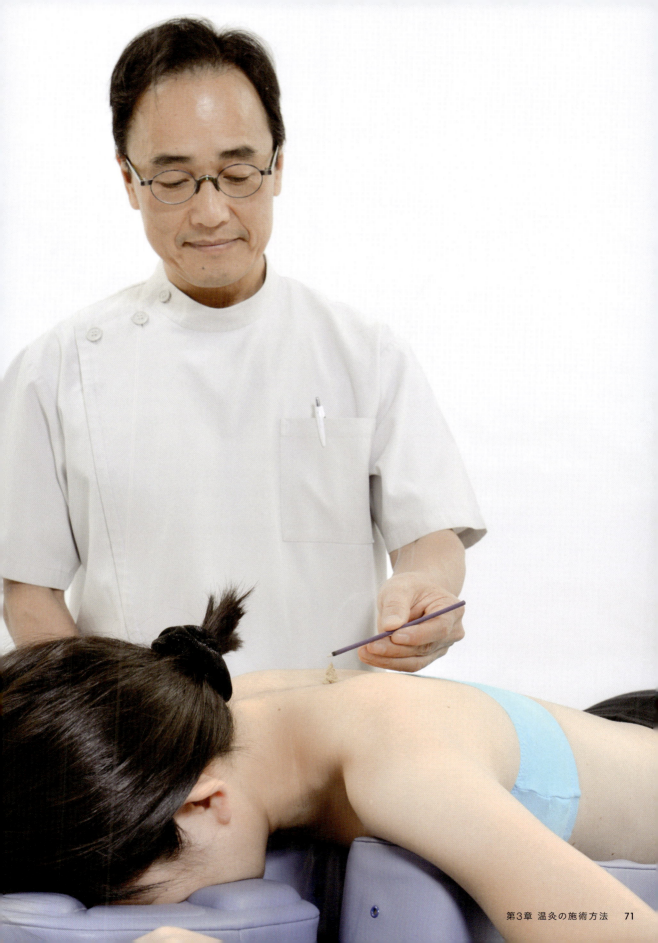

第3章 温灸の施術方法　71

2 ある程度の火力

　温灸用のモグサで大切なのは火力です。火力が足りないと、温めが不十分になりますし、反対に火力が強いと、痛いような熱さになります。これは実際に燃やしてみないと分かりません。

　もし、余裕があるならば、灸頭鍼用モグサを２種類用意してください。知熱灸と兼用するモグサの他に、灸頭鍼専用で、火力が強いものがあるととても便利です。写真3-1の左端のモグサ、p.76の写真3-4の左端のモグサのように、夾雑物があってもまとまりがよければ、灸頭鍼に使うことができます。

　新しいツボは火力が弱くてもよく疏通しますが、古いツボだとある程度の火力がないとなかなか疏通しません。そういう場合は、壮数を増やすか、火力が強いモグサに変えます（写真3-1）。火力が強い粗悪モグサはまとまりが悪いことが多く、艾球は落下しやすく、知熱灸でも整形しにくいので、上級者向きです。しかし、まれに粗悪モグサでもまとまりのよいものがあります。これは掘り出し物です。

3 まとまりやすいモグサ

　知熱灸といい、灸頭鍼といい、整形する上でまとまりやすいのが大事な要素です。まとまり感は出荷の状態でも分かりますが、適量を手のひらにとって艾球を作り、それを30cmくらいの高さから、机の上に落としてみて、艾球が壊れないものを良しとします（写真3-2）。

　艾球が扁平になり、隙間ができるモグサは、まとまりのない悪いモグサです。完全に割れてしまうのはまとまりのないモグサですから、知熱灸や灸頭鍼には不向きです。有名な先生のご推薦といっても、先生の技術あってのことですから、必ず自分自身で確かめてください。

　鍼の種類でも、扱いやすい鍼、手になじむ鍼というのがあるように、モグサにも手のひらと相性がよいモグサやまとまりのよいモグサなど、いろいろあります。たくさん試して、最終的には自分自身で選びます。

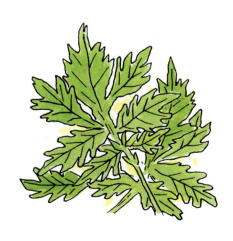

72　温灸読本

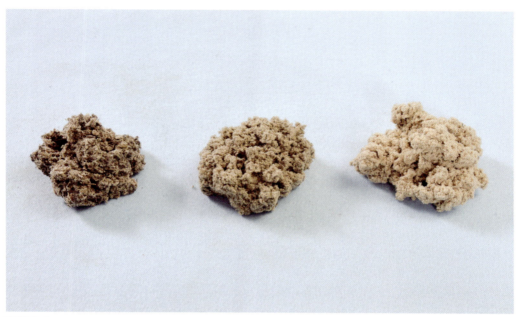
写真3-1　モグサの種類（左から熱量が高・中・低のモグサ）。モグサの色で判断する

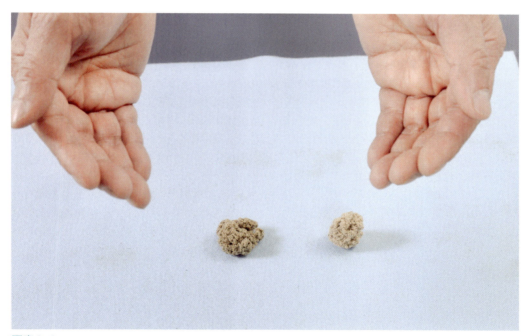
写真3-2　艾球を落とす（左がつぶれていて、まとまりにくいモグサ、右はまとまりやすいモグサ）

第3章　温灸の施術方法

灸頭鍼では艾球を作って2つに割ってみます。そのときクラゲの足のように足が伸びている（写真3-3）と、クラゲの足がからみついて艾球が割れることがありません。灸頭鍼用といっても灸頭鍼に向かないものもありますから、必ず見本を取り寄せて、比較検討して下さい。

灸頭鍼では、煙を望まないならば、最近開発された無煙の炭化灸があります。落下が心配ならば、灸頭鍼キャップがありますし、棒灸を切断して艾灸の代用とすることもできます。本書では「煙は出てもよい」、「落下しないように練習する」ということを前提に話を進めています。

モグサ選びは、知熱灸と共用する場合と共用しない場合で、少し異なります。共用するならば、少し割高になるかもしれませんが、均質で、ダマがなく、夾雑物がないものを選んでください。灸頭鍼単独で使うならば、くっつきさえ良ければよいということで、割安を狙えるので、多少粗悪なモグサでも適用します。

最終的には自分のやり方に合うモグサ、ということになります。労をいとわず、いろんなメーカーを訪ねてみてはいかがでしょうか。見聞を広めることも大切かと思います。

4 均一に燃える

知熱灸は均一に燃えるものを良しとします。品質が均一であり、ダマがなくて、夾雑物がないと均一に燃えます（写真3-4）。知熱灸が斜めに燃えるのは失敗です。

5 コスト

コストを下げたい場合と、火力を強めたい場合は、粗悪モグサを使います。モグサの値段と使い勝手を天秤にかけて判断します。

6 煙

燃やしてみて、煙の量、刺激度、においを確認します。

腹部に灸頭鍼をすると、患者さんは大量の煙に驚きます。そして患者さんは「ずいぶん煙が出るんですね」といいながら、揺らめく煙を見つめて、そのうちにだんだん心が落ち着いていくようです。怒り出す人は、ひとりもいません。みなさん、穏やかになっていきます。治療家が、あれこれ気配りして落ち着かせようとするよりも、はるかに効果的です。これも灸頭鍼の効果だと思っています。

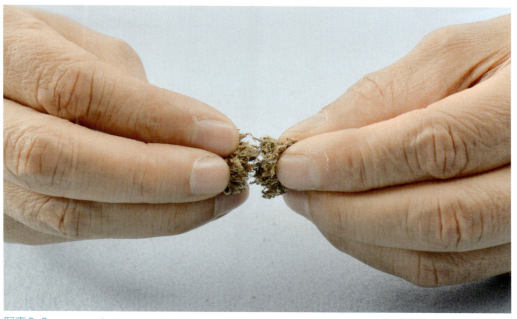

写真3-3-a　このモグサはクラゲのような足があるので、からみついて艾球が割れにくい

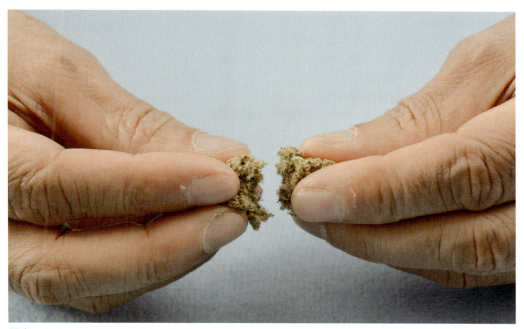

写真3-3-b　このモグサはクラゲの足が伸びていないので、からみつきが悪く、艾球が割れやすい

第3章 温灸の施術方法　75

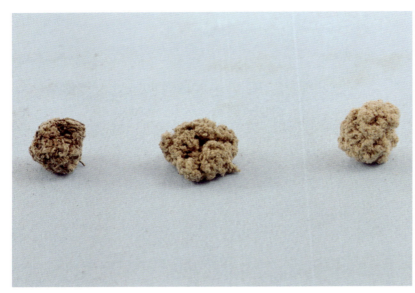

写真3-4
異なるモグサで艾灸を作ってみた。左は夾雑物が混じっているが、よくまとまっている。中央は夾雑物がないが、ダマ（かたまり）があってまとまりが悪く、形が崩れ割れている。右は夾雑物もなく、まとまりもよく、理想的

7 線香

刺激やにおいが合わないと、咳が出たり、涙が出たり、場合によっては頭痛を起こします。僕は線香のにおいで頭痛することがあるので、師匠が使っていた中国製の「檀香衛生香」（インターネットの通信販売で手に入れることができる）を使っています（写真3-5）。煙が少なく、においが僅かで、細いのが特長です。細いので、慣れないとすぐ折れてしまいます。火力が弱いので、透熱灸や八分灸の着火に適していますが、知熱灸や灸頭鍼の着火には力不足です。

以上のようなことを考えながら、モグサを選びます。治療に使う道具、材料ですので、楽しんで本気で選んでください。

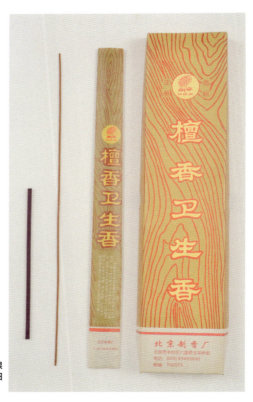

写真3-5　線香
左端の市販のお灸用線香と比べると、長く細いことがよくわかる

02 温灸の実際

① 知熱灸

❶ 概略

「知熱」とは「灸熱を感知する」ということで、「熱くなるまで施灸する」、「熱くなったら艾炷を取り除く」という2つの意味があり、特定の施灸方法を指すことばではありませんが、本書では井上式知熱灸を指して知熱灸ということにします。

井上式知熱灸とは、昭和になって開発された新しい灸法で、開発者は井上恵理（1903〜1967）だといわれています。小指頭大から母指頭大までの艾炷を燃やし、熱くなったら取り除く施灸法です。

朱丹渓（1281〜1358）の『丹渓心法』拾遺雑論に「補火と瀉火」という一文があり、「補火は灸熱を肉まで到達させるが、瀉火は肉まで到達させないで、熱くなったら取り除き、その後、息を吹きかけて発散させる」とあります。井上式知熱灸は、この「瀉火」に近いような気がします。

❷ 適応

浅層のツボが適応で、深層のツボはあまり適しません。ただし、皮下脂肪が少ない部位であれば、深層といえども知熱灸が適します。督脈（背部・腰部）、任脈（胸部・腹部）が最適で、肩背部などもよく適し、手足にも応用します。

❸ 補法と瀉法

ⓐ 補法

対象は虚のツボで、冷え、硬結、喜按、陥下などです。

取り除くタイミングがあります。新しいツボでは、早めに取り除きます。慢性化したツボでは、患者さんが「熱い」といっても、1呼吸くらい遅れて取り除きます。早めに申告する患者さんもいますので、ときには2呼吸のこともあります。知熱灸をした痕をよくみると、水分がついているか、わずかにヤニがついています。それが目安です。この加減で、効果が変わります。患者さんもちょっと熱いので、取るほうも少しばかりの練習がいります。少し遅れると火傷しますから、一瞬の勝負です。

最も注意することは、知熱灸の痕は腠理が開いているので、よく後揉撚します。もし水分が残っていたらぬぐっておきます。

ⓑ 瀉法

対象は、実のツボで、ほてり、赤み、拒按

第3章 温灸の施術方法　77

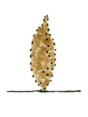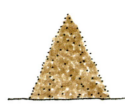

図3-1
米粒状（図左）ならば点状のツボ（手足末端のツボ）に適し、米粒大（図中央）ならば頭部のツボや上腕・下腿のツボに適し、知熱灸（図右）ならば、肩背部、腰部などの大きなツボに適している

などです。

艾炷が燃えた痕は、腠理が開いていて、皮膚に水分が残っています。そのまま放置しておくか、あるいは息を吹きかけ、気化熱を利用して瀉法にします。

❹ 形・大きさ

艾炷の形は、円錐形、四角錐形、三角錐形とあります。大きさは、小指頭大から母指頭大と幅がありますが、ツボの大きさに合わせます（図3-1）。任脈は小さめですが、督脈の碁石のように硬いツボならば少し大きめに

なります。また肩背部はツボが広いので大きめにします。

艾炷は、均質で、姿よく作り、艾炷の底面が同時に燃えるようにします。艾炷がゆがんでいたり、モグサにダマがあると、まだらに燃えて、先に燃えた部分が突然熱くなります。これは失敗です。

ここでは、円錐形の、小指頭大の艾炷の作り方を説明します。まず、知熱灸を行うにあたり、用意するものは、艾、灰皿、ライター、線香、灸点ペン、ピンセットなどです（写真3-6）。

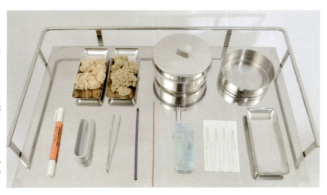

写真3-6
前列左側から、灸点ペン、灸頭鍼の艾球取り除きスプーン、ピンセット、線香（太・細）、ライター、鍼、シャーレ。後列左側から、透熱灸用モグサ、灸頭鍼用モグサ、綿花入れ、灰皿。道具が多いようですが、必要なものばかりです。灸点ペンはお灸では必須アイテムです（p.45「余談2」参考）

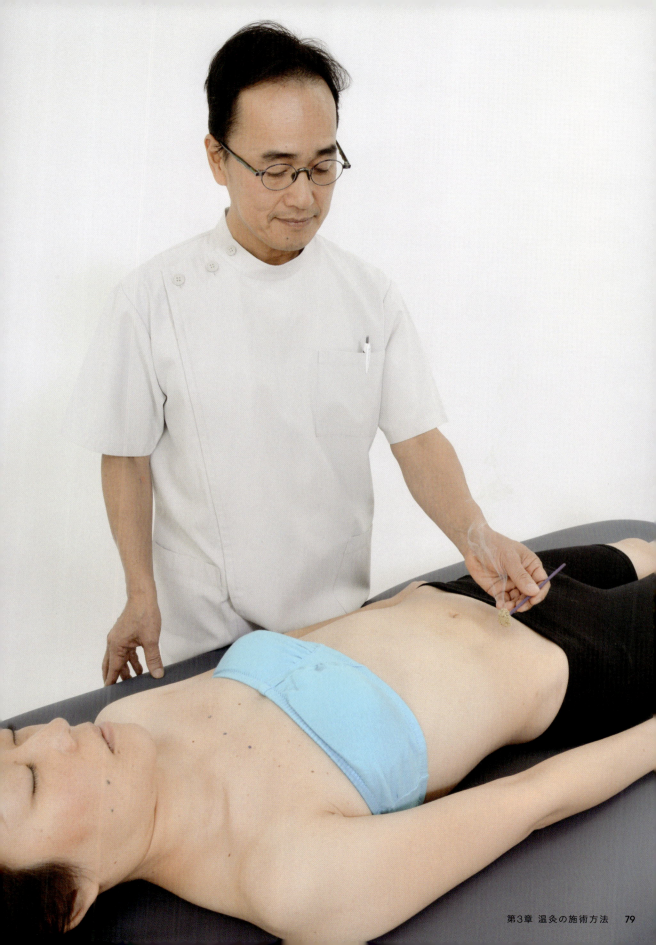

第3章 温灸の施術方法　79

【 小指頭大・円錐形の艾柱の作り方 】

01 母指頭大のモグサを取ります。この大きさは灸頭鍼の艾球と同じです。手によく覚えさせておいてください（写真3-7）。

02 手のひらの中央で、紡錘形の団子を作ります（写真3-8、3-9）。

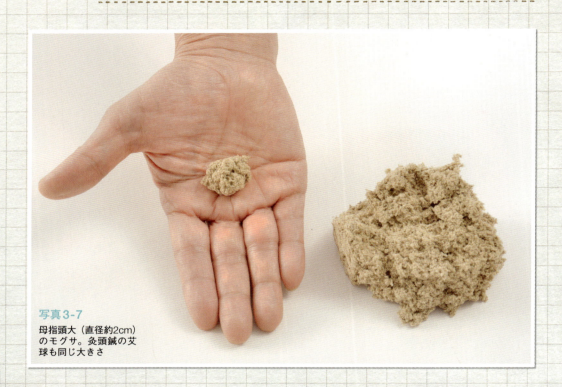

写真3-7
母指頭大（直径約2cm）のモグサ。灸頭鍼の艾球も同じ大きさ

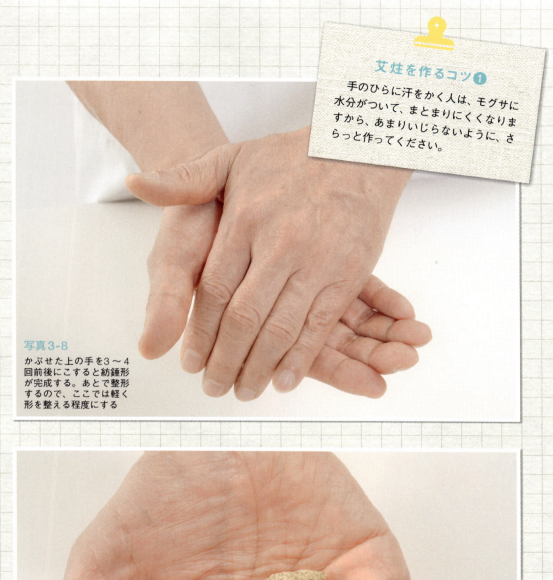

> **艾炷を作るコツ ❶**
> 手のひらに汗をかく人は、モグサに水分がついて、まとまりにくくなりますから、あまりいじらないように、さらっと作ってください。

写真3-8
かぶせた上の手を3〜4回前後にこすると紡錘形が完成する。あとで整形するので、ここでは軽く形を整える程度にする

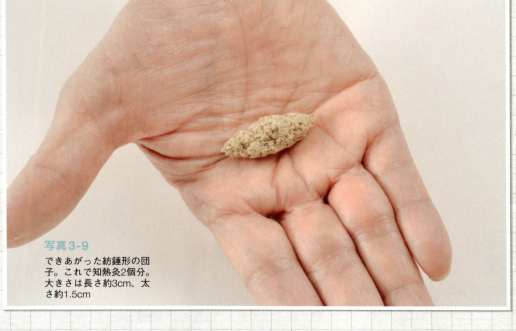

写真3-9
できあがった紡錘形の団子。これで知熱灸2個分。大きさは長さ約3cm、太さ約1.5cm

第3章 温灸の施術方法　81

03 錘形の団子を半分ちぎります（写真3-10）。団子1個で、知熱灸が2個作れます。

04 ちぎった半分を、母指・示指・中指の先を使って整形します。そのとき、反対の手の示指の先を使って、底面をへこませます（写真3-11、3-12）。この段階は、紡錘形の団子の整形だけでなく、均一さ、硬さも調節しますので、1番重要な仕上げ作業です。慣れてくると、母指大をつまんでから、2個の艾炷を作り終わるまでに10秒くらいしかかかりません。

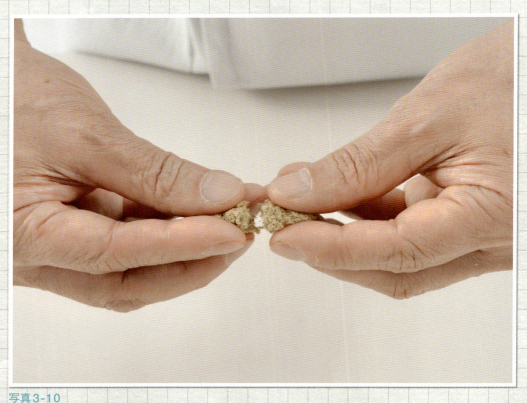

写真3-10
紡錘形の団子を半分にちぎる。半分はトレーに置いておき、残った半分を整形する

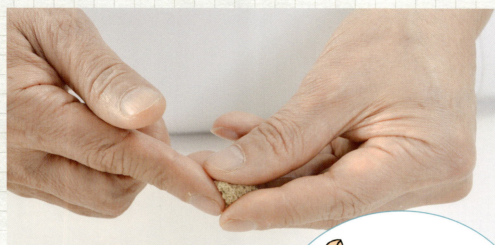

写真3-11
母指・示指・中指の先を使って整形し、反対の手の示指で底面をへこます

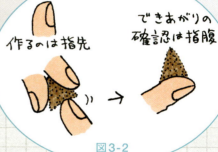

図3-2

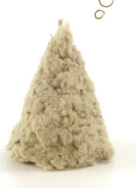

イメージは東京タワー

写真3-12
完成形。均一に、かつ姿良く、を目標とする。そして底面をへこませることをお忘れなく

艾炷を作るコツ❷

　艾炷を作る上で、大切なことは艾炷の底面をへこませることです。イメージは東京タワーです。肌面はたいていは曲面ですから、艾炷の底面が平らだと不安定になります。艾炷の底面をへこませると、艾炷の重さで皮膚にぴったり着くようになり、安定します。また督脈の碁石のように硬いツボなどは、まるっきり球面ですから、ぴったり乗るようにしないと、不安定になります。コロコロころがって、落ちることがあります (図3-2)

第3章 温灸の施術方法　83

❺ 取り除く

　艾炷を取り除くのは、ピンセットでもよいですが、ぢか取りをお薦めします。道具がなくても、機敏に対応ができるのが1番のよいところです。灰皿はできるだけ近づけます。
　艾炷の上からおおいかぶさるように取ろうとすると、1番燃えている部分に指先が当たって熱くなります（図3-3）。艾炷の底面の縁を横から取れば、さほど熱くありません（図3-4、写真3-13）。

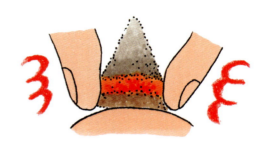

図3-3　艾炷の上から指をかぶせると、指先に燃えている部分が当たって熱い

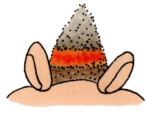

図3-4、写真3-13
母指と示指で皮膚を押し下げながら、艾炷の底面を横から挟んで取る。燃えていない部分を挟むので熱くない

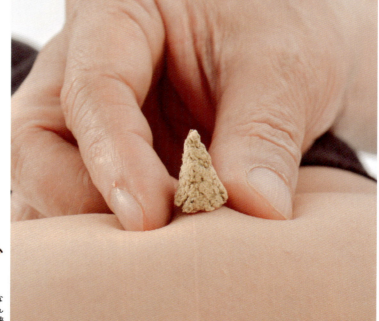

❻ 知熱灸でよく使うツボ

ⓐ 大椎周辺

大椎周辺のツボは浅層にあり、広くて、硬結になっていることが多い（図3-5）ので、知熱灸が最適です。面をイメージして、何カ所か知熱灸をすることもあります。肩こりといっても、肩背の筋肉に硬結があるだけでなく、浅層にツボがありますので、知熱灸だけでも肩こりが軽快します。

また、風邪が治りきらないというとき、大椎周辺、あるいは風門あたりが冷えていることがよくあります。そのときは知熱灸で軽快します。冷えがひどい場合は灸頭鍼をします。

ⓑ 任脈・督脈

任脈では、胸骨から心窩にかけてはツボは浅いので、知熱灸がよく適応します。たとえば、なかなか治らない咳込みで、膻中・中庭にへこみや硬結があれば、知熱灸を2〜4壮します。圧痛や硬結が改善すると、任脈が疎通し、自然に咳込みが消失します。このときには、熱くなってすぐ取り去るのではなく、1呼吸くらい遅らせて取り除きます。

また、上腹部の任脈も知熱灸の適応です。鳩尾、巨闕、上脘、中脘などに2〜3壮程度の知熱灸をします。

督脈の碁石のように硬いツボは、それをおおうように知熱灸をします。古いツボのようでしたら、3〜4壮すえてください（写真3-14、写真3-15）。

いずれにしても、浅層で広さがあるツボに、知熱灸はよく適応します。

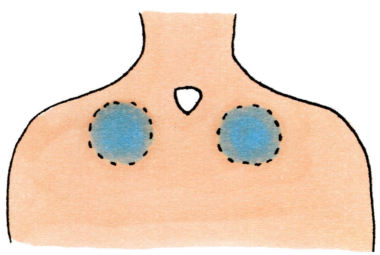

図3-5 風門付近の冷え。そっと手を当てて診る

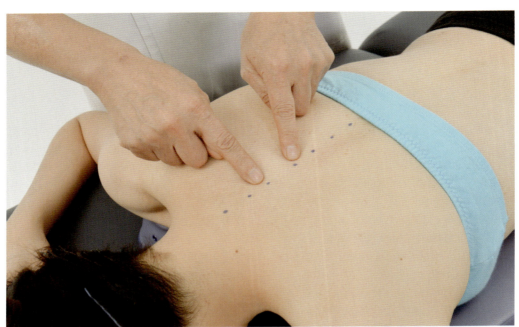

写真3-14 棘突起と棘突起の間に印をつけてみる。印が離れているところが、碁石と呼ばれる部位。触ってみると、他の棘突起より大きいような、硬いような感じがする

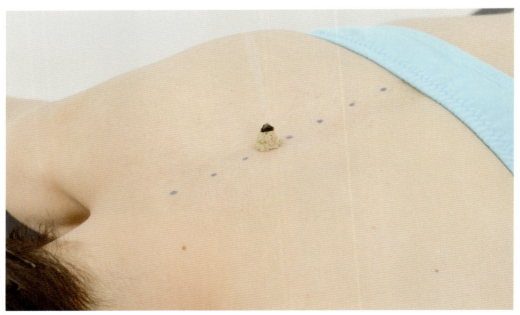

写真3-15 その棘突起をおおうように、知熱灸をする。棘突起の真上にお灸するのは、香川流灸法による

❷ 灸頭鍼

❶ 概略

置鍼した鍼の鍼柄に、母指頭大の艾球を付け、これを燃やして皮膚面を温める方法です。昭和初期に笹川智興（1877？〜1966？）が開発したとされています。

文献的には、明・高武の著した『鍼灸聚英』に「温鍼」とあるのが灸頭鍼の原型のようです。中国の南方の鍼法で、効果が高いと書いてあります。温鍼に対して、普通の鍼を白鍼といいます。温鍼、白鍼という名称だけならば、唐代の『千金方』にも記載がありますから、由来はもっと古いのかも知れません。『霊枢』などに出てくる焠刺法の代用とも考えられています。焠刺法とは、燔鍼（焼いた鍼）を用いた鍼法で、俗に焼き鍼ともいいます。

❷ 適応

虚のツボで、冷えていて、広く、深い場合が最適です。

浅層の広い冷えには1〜2壮。深層の冷えならば、じんわり温めて、多壮すえます。温まり具合を確認しながらすえます。背部、腰部、腹部、手足に用い、腹部は最適です。

何より陥下によく適します。なお、陥下は透熱灸もよく適します。

浅層が冷えていて、深層に硬結があるときもとても効果あります。浅層に冷えがなくても、深層の硬結にも有効です。冷えがないのであれば鍼法だけでもよいです。

❸ 補法・瀉法

灸頭鍼は、原則としては温かさを補うので補法です。瀉法に用いることはありませんが、発汗するほど温めれば瀉法になります。

治療は、「ツボが温まる」「弾力が出てくる」「脈状が改善する」などを目安とします。なかなか温まらない場合は、温まるまで灸頭鍼をします。

❹ 艾球の大きさ

艾球の大きさは皮膚との距離によって異なります。皮膚に近ければ小さくし、遠ければ大きくします。いずれにしても、患者さんに「熱いです」といわれないようにします。頃合いをみて「温かく感じますか？」「熱くないですか？」と質問し、直径2cm〜2.5cmを目安として調節します。

2〜3壮しても、「何も感じません」「うっすら温かいような」という答えが返ってきたら、相当に冷えていますので、皮膚の温まり具合をチェックしながら、艾球を大きくしたり、壮数をふやします。

【 灸頭鍼の施灸方法 】

01 刺鍼

ツボに鍼を刺します。温めるだけなら、艾球を乗せて倒れないように1cm前後刺します。体幹部では、おおよそ皮下脂肪の内部に刺入することになります。鍼の疏通効果を兼ねるならば、深層のツボまで刺します。直刺を基本とします。鍼の長さは、温めるだけなら3cm、4cmが最適です。深層のツボを目標にするなら、それ以上の長さが必要になります。太さは短い鍼ならば20号前後、長い鍼ならば25号前後を目安にします。

02 艾球の丸め方

できあがり直径2cmの艾球を作る場合、写真3-16くらいのモグサを取り出します。艾灸は、両手の手のひらのくぼみを使って丸めます（写真3-17）。強く丸めるとp.75の写真3-3-aのようなクラゲの足がつぶれてしまいます。赤ちゃんの頭をなでるように丸めますと、割ったときにクラゲの足がよく伸びます。

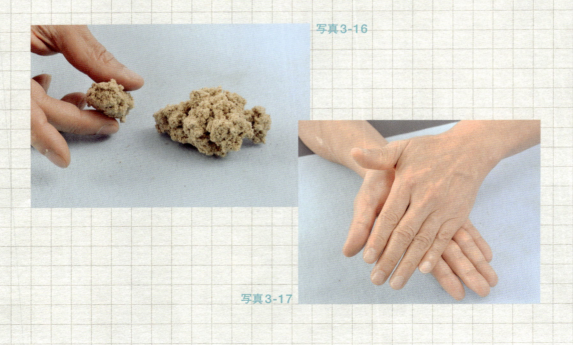

写真3-16

写真3-17

03 艾球の付け方

艾球の付け方には、分割式と差し込み式があります。

❶ **分割式**：丸めた艾球を左右に分割し、鍼柄を挟んで接着させる（写真3-18、3-19、図3-6）式。長所は艾球の付け替えが簡便なので、複数回すえるときに適している。短所は艾球が割れることがあり、落下することがある。

❷ **差込み式**：丸めた艾球を、鍼柄に差し込む。長所は艾球が割れにくいこと。短所は艾球を付けるとき、鍼に垂直圧がかかるので、鍼が刺さってひびくことがあり、また鍼体が細いと差し込みにくい。

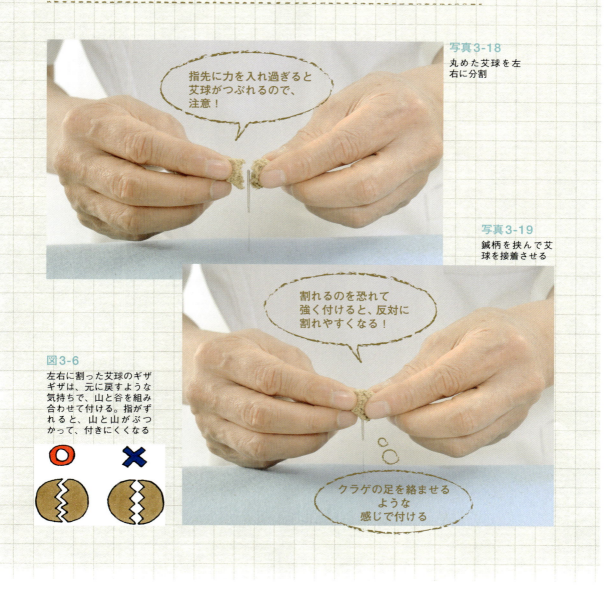

写真3-18
丸めた艾球を左右に分割

指先に力を入れ過ぎると艾球がつぶれるので、注意！

写真3-19
鍼柄を挟んで艾球を接着させる

割れるのを恐れて強く付けると、反対に割れやすくなる！

図3-6
左右に割った艾球のギザギザは、元に戻すような気持ちで、山と谷を組み合わせて付ける。指がずれると、山と山がぶつかって、付きにくくなる

クラゲの足を絡ませるような感じで付ける

第3章 温灸の施術方法　89

04 艾球を付ける位置

艾球は、鍼柄の2分の1、ないしは3分の1を残して付けます（写真3-20）。艾球で鍼柄の全部をおおうと鍼根が溶けることがあります（写真3-21）。艾球を先端だけに付けると、コロンと落ちやすくなります（図3-7）。

写真3-20 艾球と皮膚の距離は約2.5cm。艾球の大きさ、モグサの質などによって、適宜調整する

写真3-21 艾球を鍼柄で串刺しすると、するすると艾球が落ちるので、絶対してはいけない

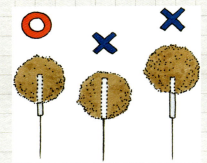

図3-7 鍼柄の2分の1、ないしは3分の1を残して付ける。鍼根をおおうと、鍼が溶けて曲がってしまう。あまり尖端に付けすぎると、不安定なのでコロンと落ちやすくなる

05 着火

線香で、艾球の下から着火します（写真3-22）。

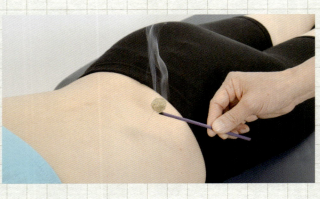

写真3-22 艾球の下から着火すると、最初から温かい。上から着火すると途中まで温かみを感じない

06 灸頭鍼の効果の確認方法

温まり具合のチェックの方法は、燃えた艾球を取り除いて、刺さっている鍼の根元に写真3-23のように指を刺し入れて、温まり具合を観察します。料理の味見と同じ役割ですから、灸頭鍼ではぜったい欠かせない作業になります。

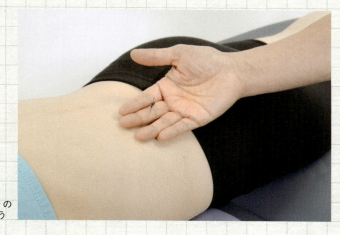

写真3-23
皮膚の温まり具合の
チェック。指背を使う

艾球が落ちたら…

着火したあとに、艾球が落ちたら、すぐ拾い上げます。押さえて消そうとすると、反って熱いので、躊躇せずに拾い上げます。さっと拾い、手のひらに乗せて転がせば、大して熱くありません。さらに左右の手に交互に乗せて転がせば、ほとんど熱くありません。艾球を掴んだり、押さえたりするのは厳禁です。

1度、落下したときのトレーニングをしておくと良いです。何人かで、燃えている艾球を順々に手渡しする「火の玉リレー」をします（写真3-24）。せめて1回でも体験しておけば、心に余裕が出ます。

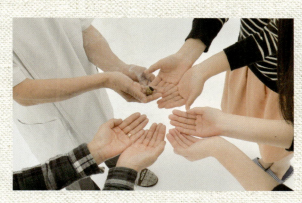

写真3-24
火の玉リレー。火が付いている艾球は熱い、という先入観があるので、それを払拭するために、1度トレーニングしておくとよい。左右の手で転がせば、一人でもできる。水を入れた灰皿を必ず用意しておくこと

07 燃えカスの取り方

燃えカスの取り方には、ぢか取りとスプーン取りがあります。

❶ ぢか取り：母指・示指・中指・薬指ですくい上げます（写真3-25）。長所は、いつでも、どこでも、すぐできること。短所は、馴れるまで不安なことと、燃え尽きた艾球はバラバラになってすくえないことです。熱そうですが、馴れると気軽にできます。反対の手に灰皿を持って、灸頭鍼の近くでスタンバイして、イチ、ニのタイミングで取り除きます。

❷ スプーン取り：専用スプーンですくい取ります（写真3-26）。長所は、燃え尽きた艾球でもすくえることと、誰でもできること。短所は、道具がふえることです。

08 鍼の抜き方

灸頭鍼は熱を補う鍼法ですので、鍼を抜くときは補法を行います。まず、皮下までゆっくり引き上げ、皮下まで到達したらすばやく抜きます（これを「速抜」といいます）。さらに鍼跡をすばやく押手で閉じます。ゆっくり抜いて鍼跡を閉じないと、逆効果になることもあります。艾球を取り除いてすぐは、鍼柄が熱くなっているので、ピンセットで抜くか、鍼柄が冷めるのを待ちましょう。

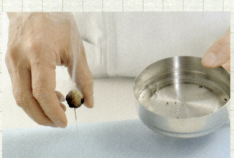

写真3-25
ぢか取り。四指で、すくい上げる。写真は燃えている途中で取り除こうとしているが、実際はすべて燃えてから取り除く

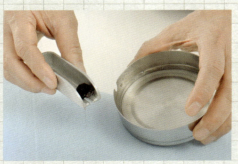

写真3-26
スプーン取り。ぢか取りと同じように、灰皿を近くによせてすぐ移す。艾球はスプーンの中でころがりやすいので、注意する

❺ **灸頭鍼でよく使うツボ**

灸頭鍼は冷えと陥下が最も適しています。冷えと陥下の深部に、たいていの場合、硬結（喜按）が存在しますので、ただの一時的な冷えなのか、本格的な阻滞の冷えなのかは深層の硬結で判断します。

ⓐ **腹部（写真3-27）**

腹部は、疏通すべきツボがたくさんあります。温灸治療では、腹診を何より重視します。募穴が基本になりますが、その上下もよく診察してください。

腹部に灸頭鍼をする場合は、鍼先は皮下脂肪内にとどめます。鍼が立って、艾球を乗せられれば、用が足ります。温灸ですから、刺す刺激より、温めることに重きを置きます。鍼の長さは3cm、4cmが最適です。

任脈では中脘、水分、陰交、気海、関元、曲骨がよく阻滞するツボです。これらが連結した状態を「正中芯」といいます。慢性化した阻滞ですので、温灸が適応ですが、透熱灸

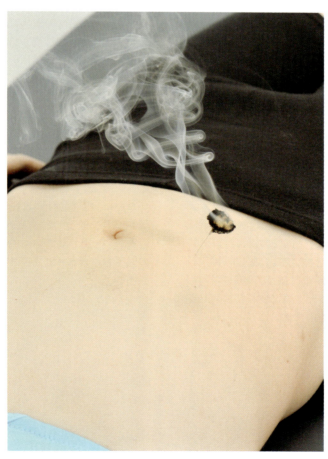

写真3-27
天枢への灸頭鍼

が必要なときもあります。

　足少陰腎経もよく阻滞します。多いのは、左の肓兪で、その上下にも冷え・硬結が現れます。この場合は灸頭鍼がよく適応します。硬結が慢性化すると「腹部動悸」になります。腹部動悸も慢性化した阻滞です。こうなると透熱灸の出番です。知熱灸や八分灸では、なかなか改善しません。

　足陽明胃経もよく阻滞します。腹直筋の硬結を、上腹部ですと「腹皮拘急」といい、下腹部ですと「小腹拘急」といいます。拘急とは硬いツボが連続したものです。ツボとしては、天枢の上下によく現れます。左下方に冷え・硬結があると便秘が予想され、右に冷え・硬結があると下痢が予想されます。柳谷素霊も便秘には似たようなツボを使っていたようです。思いのほか、よく効きます。

　側腹部のツボで、冷えて、へこんで、広いのは、灸頭鍼をしてください。募穴でいえば、章門、京門、奇穴では痞痕です。側臥位で灸頭鍼をします。鍼は皮下脂肪の深さとします。葦原検校（生没年不詳）の『鍼道発微』は、胸痛や下痢などに、しばしば痞根を使っています。「痞」は「つかえ」であり、腹部の阻滞を指します。その根なので、痞根といいます。痞根を治療するというのは、痞の根を断ち切るという意味があります。

ⓑ 背部

　腰背部は慢性化した硬結がありますし、特に腰部は冷えを伴いますので、灸頭鍼は最も適応します。腎兪、志室、大腸兪、関元兪、八髎などです。ぴったり合うと、下肢が温まったり、腹部が温まり、よく疏通します。

　腰部は、陥下も出現します。何度もいうように、放置しておいてはいけません。腰痛がなくても、修復しておきましょう。

ⓒ 手足

　足三里、上巨虚、丘墟、太衝、三陰交、手三里、合谷などに陥下がよく現れますので、灸頭鍼が適応します。この他の五輪穴はツボが小さいので、透熱灸か八分灸がよいようです。

　なんにしても陥下は、防衛機能が落ちていますから、放っておくと外邪が入り込んで、経脈がいっそう阻滞しやすくなります。手足の陥下も、きちんと見逃さず治療しておきましょう。

❸ 八分灸

❶ 概要

知熱灸の小型版と考えます。あるいは透熱灸の代用とみなします。

いつ頃開発されたのかは不明です。艾炷の8割がたが燃えたところで取り去る（もしくは消す）ので、八分灸といいます。患者さんはほんのり温かいか、チクとするくらいで、熱さに耐えることはありません。

❷ 目標

火力が小さいので、浸透度は浅く、深層まで達しません。浅層の阻滞を目標にします。督脈、任脈などでよく用い、井穴などにも使います。火傷をさせないお灸として、透熱灸の替わりに用いることもあり、小児はもちろん、若い女性に多用します。灸法の現代的応用としては、八分灸の可能性は高いと思います。

❸ 艾炷の大きさ

ツボの大きさに合わせて、艾炷の大きさも調整します。小さいツボは米粒大、もう少し大きくなれば小豆大にします。たとえば、五輪穴ならば米粒大で、任脈や督脈ならば小豆大になります。

艾炷の作り方は通常の米粒大を作るのと同じです。小豆大では知熱灸と同じように底面をへこませて、艾炷を安定させます。

❹ 補法・瀉法

補法は虚のツボを、温めて疏通することを目標にします。壮数はツボの変化を確認しながら調整しますが、3壮～5壮が目安です。すえた痕に水分が残っていたらぬぐってください。

瀉法は実のツボの熱をもらすことを目標にすえます。ほてりがある部位には面的に、2壮ずつまんべんなくすえます。

❺ 取り除くタイミング

八分灸を取り除くタイミングは、自分の足で練習します。その次に他の人に試して、取り除くタイミングを評価してもらいます。上手にすえると、何とも気持ちの良いお灸です。

❻ 八分灸に適するツボ

ⓐ 督脈・任脈

　督脈で、新しいツボであれば八分灸をし、慢性化して冷えを伴うようであれば知熱灸をします。そのときは棘突起をおおうように、頂上に八分灸・知熱灸をしてください。

　任脈でも新しいツボで、圧痛だけの場合は八分灸が適しています。へこんで深層に紐状の硬結があるツボならば、知熱灸を行います。

ⓑ 風証

　風証にはピリッと熱い八分灸がちょうど瀉法になって効果的です。井穴、風門、風池、合谷、大椎、身柱、陶道などに用います。

ⓒ ほてり

　ほてりのツボは面状になっています。そこに八分灸を何カ所もすえると、熱をもらす効果があるようです。膝痛で関節に炎症がある場合は、硬貨大のほてりが見つかりますので、八分灸をすえます。打撲とか捻挫にも応用します。

　ほてりを探す場合は、左右を等しく触診します。左右の手の同じ部位を使って、左右の膝の同じ部位を触診し、わずかなほてりをみつけます(写真3-28、3-29)。

ほてりの探し方のコツ

　津田玄仙(1737〜1809)の『療治経験筆記』の「参蘇飲」の項には、浅い熱(発熱)と深めの熱(肌熱)を見分ける秘訣が書いてあります。そこから深層のほてりの診方のコツを説明します。

　浅層のほてりは、皮膚にそっと置いて診るとわかりやすいのですが、深層のほてりは、少し力を入れ押しつけ、そのままで3秒〜5秒待ち、深層から沸き上がってくる熱を感じ取ります。頭部のほてりでも、腰部や膝のほてりでも、ほてりがありそうなところを予測しながら診ます。ただ義務的に手を当ててもわかりにくいようです。硬貨大のほてりは見分けにくいので、特に練習が必要です。練習は、自分の頭、首、肩などを使います。手のひらを軽く当ててみたり、手のひらを少し押しつけてみたりして、浅層と深層のほてりの違いを感知してみましょう。

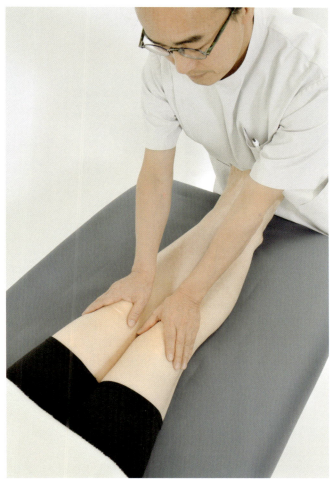

写真3-28
膝痛といっても、冷えの膝痛とほてりの膝痛では、治療方法が異なるので、心静かにして見つけてほしい。分からなければ、目をつぶって試す。冷えもほてりもなければ、硬結による膝痛と考える

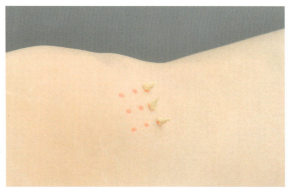

写真3-29
ほてりの場合は、左膝の膝眼付近を7mm間隔で八分灸をすえる。艾炷の数は、ほてりの大きさに合わす

第3章 温灸の施術方法　97

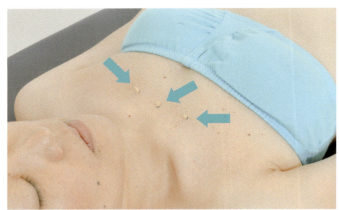

写真3-30
写真では華蓋と彧中が陥下していたので、八分灸をすえてみた。胸部といえども陥下していれば治療しておきたい。胸部にへこみがあると、胸元がゆるい洋服の場合、そこから冷えが入り込んでしまうこともある。胸部の鍼刺に抵抗があるならば、八分灸をすえる。八分灸といえども、大きな役割をもっている

ⓓ 透熱灸の代用として

　五輪穴への透熱灸の代用として、八分灸をすえます。特に若い女性などでよく用います。
　五輪穴は圧痛でもなく、硬結でもなく、陥下を目標にツボを探します。多く出現するのは原穴です。慢性化すると、前後の経穴と連なることもよくあります。前述したように、陽経でいえば合谷から二間、陽谿から腕骨、京骨から束骨、衝陽から内庭、陰経でいえば、太白から公孫、太衝から行間、太谿から復溜、太淵から列缺、神門から霊道、というように、溝状にへこみます。小さなツボなので、鍼・透熱灸が適しているのですが、その代用として八分灸が適します。五輪穴の溝状の陥下は、1〜3カ所、3壮以上すえてください**(写真3-30)**。
　いずれにしても、小さくても、大きくても、陥下は積極的に修復せねばなりません。

❹ その他の温灸

　その他に、臍灸、箱灸、棒灸などもありますが、私は臨床に使っていませんので、取り上げることはできません。しかし必要なツボを、ちょうどよく温める、という原則からすれば、応用することはできます。ただし箱灸や据え置き式の棒灸は、熱量が多いので、様子をみながら加減する必要があります。臍灸にしても、臍部が冷えている、深層に硬結があれば適応ですが、そうでなければ症状が悪化したり、想定外の腹痛が起きたりもします。
　温灸をすえることは、難しい技術ではありません。見よう見まねでマスターできると思います。ぜひ、張り切って練習してください。難しいのは、なぜ、どうして、どこに、どれだけ温灸するかを理解し、ツボを探し出し、ちょうどよく温めることです。つまりは的確な診察と注意深い観察、これにつきます。

03 おわりに

お灸の本といえば、病気に効くツボを列記するのが定番ですが、本書をお読みになってお気づきのように、まったく別の視点で取り組み、より根本的なことに焦点を当ててみました。病気に効くツボという手法は、とても分かりやすく、運用しやすいのですが、そのツボは、効くときもあり、効かないときもあります。もしかしたら、効かないことのほうが多いかも知れません。その違いは、やはり真穴（生きたツボ）を見つけられるかに尽きると思います。そのためには、ツボの位置だけでなく、ツボの状態、深さ、広さという認識を持つことが、なによりも重要だと考えました。

病気に効くツボの本は、江戸時代にもたくさんあります。全く役に立たない本を書くわけはないので、きっと役立つ情報が満載のはずです。それらを過去の遺物にしないためにも、何とかしなければなりません。読むだけではなく、臨床に応用させることが、先人に報いることではないでしょうか。本書が、その一助になれば、幸甚です。

経脈の阻滞を改善し、元の健康を取り戻す。これが経脈を疏通する治療です。それが局所であっても、局所でなくとも、阻滞があれば治療します。腰部に阻滞があれば、腰痛があってもなくても、腰部に治療します。腹部に阻滞があれば、腹痛があってもなくても、腹部に治療をします。いずれにしても、阻滞を見つけて改善し、元の健康を取り戻すお手伝いをするのが、経脈を疏通する治療です。

その基本的な考え方は、初期の経脈説を参考にしました。経脈は温かみによって流れているということが、そのポイントです。つまり阻滞というのは、温かみが足りないか、温かみが過剰であるか、なのです。温かみが足りないのであれば、温灸が最も適しています。

他の治療と同じように、温灸治療もマニュアル通りでは、あまり効果が出ません。料理では味見が欠かせないように、温灸の働きをよく理解し、阻滞に応じて細かに調整することが、とても重要です。味見と同じように、当り前にできるようになってください。

経脈を疏通する治療の原典は、『霊枢』の経脈篇です。それに基づいて、経脈の循行を学びます。その上で、経脈を注意深く診察します。これに尽きるのではないでしょうか。

本書をきっかけに、『霊枢』経脈篇は後世にきちんと遺し伝えるべきだと強く思うようになりました。

附録

お灸について書かれた古典

馬王堆医書「陰陽十一脈灸経」「足臂十一脈灸経」

前漢初めに埋葬されたお墓から出てきたもので、お灸を取り上げた最初の医書です。具体的なお灸の方法は不明ですが、基本的な考え方が示されているので、貴重な医書であるといえます。

張家山医書『脈書』・『引書』

馬王堆とほぼ同時期に埋葬されたお墓から出てきたもので、『脈書』と『引書』が揃っていることに、大きな意味があります。『引書』とは導引の医書です。「導引」とは、ストレッチ、あん摩を指し、その他、呼吸、生活習慣などにも触れてあり、養生的な要素が強いものです。『脈書』と『引書』は、実は「血行」で一貫しているようです。『脈書』は、馬王堆の「陰陽十一脈灸経」の少し後に成立したらしく、内容的には整っています。

この『温灸読本』は初期の経脈説を考えるにあたって、張家山医書の『脈書』を史料にしました。

研究としては、猪飼祥夫先生が『脈書』については「医道の日本」(医道の日本社) に、『引書』については『医譚』(思文閣出版) に発表しています。

『黄帝内経』

後漢の成立と考えられています。『素問』と『霊枢』に分けられます。中国伝統医学の基礎古典ですが、お灸についての記載は少な く、温灸の具体的な方法についてはほとんど書かれていません。医道の日本社と東洋学術出版社から現代語訳が刊行されていますから、ご参考ください。

『千金要方』第29巻「灸例第六」

唐の孫思邈 (581〜682) の撰。唐代を代表する医学書。全30巻。「灸例」とは、施灸の凡例のこと。灸法に関する記載があり、ツボの取り方から、艾炷の大きさ、壮数などが書かれている。最も規範とすべき文献ですが、現代語訳はありません。

『医心方』第2巻「灸例法第六」

丹波康頼が六朝から隋唐の中国医薬書を分類し編纂して成ったもので全30巻、永観2年 (984年) に円融上皇に奏進された医学書です。この灸例法も大切な文献です。現代語訳が、築地書館から刊行されています。

『太平聖恵方』(992刊)

北宋の王懐隠らの編になる国定医書。全100巻 (第100巻に灸法の記載があります)。のちに第99巻は『銅人鍼灸経』、第100巻は『明堂灸経』として刊行されています。深谷伊三郎に『黄帝明堂灸経釈義』(刊々堂出版社) があります。『太平聖恵方』は『千金要方』とともに、後世の灸法書にしばしば引用されます。

『資生経』(1220刊)

南宋の王執中 (生卒年未詳) の著。全4巻 (第

2巻に灸法の記載がある）。全体は『千金要方』や『太平聖恵方』などの先行文献で構成してあります。後世の鍼灸書に大きな影響を与えており、随所に挟まれている考察に大きな特色があります。王執中は科挙に合格し、大学の先生をしていましたが、病弱のため医学を学び、持病である喘息、皮膚病、頭痛などをお灸で治していました。その故に、お灸を重視した編集方針になっていますし、考察には自家治験が述べられています。たとえば「伝え話に、年老いているのに顔が少年のような人がいて、それは、毎年、神闕に鼠糞大を1壮すえているからだという。私は長く下痢を病んでいて、夕方に21壮すえると、翌日は下痢をしないし、連日お灸すると連日下痢をしない。古典のいうとおりである。また、40歳をすぎたころから左の手足に無力感が出たので、たまたま神闕にお灸したら治った」とあります。

『灸法口訣指南』（1685刊）

岡本一抱（1655〜1716）の著になる灸法の解説書です。全5巻。和文で灸の要訣を分かりやすく述べており、江戸時代、広く用いられました。

第1巻に、灸法の概説があり、施灸の壮数論、艾炷の大小論、灸箸の論など、灸法に関するいろいろな話題が盛り込まれており、とても参考になります。

『艾灸通説』（1762刊）

後藤椿庵（1698〜1738）の著。全1巻。後藤流灸法の後藤艮山（1659〜1733）の嫡男。後藤艮山は一気留滞説を提唱し、お灸や温泉を重視した、わが国古方派の祖とされる人物です。椿庵は艮山の後を受けて灸法の有効性を唱え、後藤流の灸法が本書において初めてその全貌が明らかになりました。

『名家灸選大成』（1836刊）

浅井南皐（1760〜1826）の『名家灸選』、平井庸信（生没年未詳）『続名家灸選』・『名家灸選三編』の3著を合して刊行したもので、江戸後期を代表する灸法書です。深谷伊三郎に『名家灸選釈義』（刊々堂出版社）があり、その中で「すなわち私の灸法技術を構成した根幹というもの、核心をなすものの中に名家灸選があったわけである」と、『名家灸選』が深谷流灸法の源であるといっています。なぜ『名家灸選』に惹かれたかといえば、「とにかく名家灸選の1番よいところは試みて効ありたるものを集録してあることである」といっています。

このほかにも、堀元厚（1686〜1754）の『灸焫要覧』、三宅意安（1721〜没年不詳）の『灸焫塩土伝』、佐藤仲甫の『灸験録』（1817成）などがあり、中国では清の呉亦鼎の『神灸経綸』（1853刊）が著名です。

お灸について書かれた現代日本の書

◎赤羽幸兵衛『灸頭針法』（医道の日本社、1971年）
◎有留秀雄『ふしぎな火の治療—灸師の想い

（文芸社、2008年）
◎入江靖二『図説深谷灸法－臨床の真髄と新技術』（緑書房、1980年）
◎尾崎昭弘『図解鍼灸臨床手技マニュアル』（医歯薬出版、2003年）
◎代田文誌『灸療雑話』（医道の日本社、1942年）
◎代田文誌『鍼灸真髄－沢田流聞書』（医道の日本社、1940年）
◎深谷伊三郎『お灸療法の実際』（緑書房、1977年）
◎深谷伊三郎『名灸穴の研究』（刊々堂出版社、1978年）
◎福西佐元『お灸ばなしあれこれ』（冬青社、2000年）

本書に登場する江戸時代の先生

◎葦原英俊（生没年不詳）：幕府の侍医。著書に『鍼道発秘』（1834刊）（『臨床針灸古典全書』〈オリエント出版社〉に影印所収）
◎伊藤仁斎（1627～1705）：京都の儒学者・思想家。著書は『論語古義』『童子問』ほか。
◎香川修庵（1683～1755）：古方派の医。伊藤仁斎と後藤艮山に学ぶ。著書は『一本堂行余医言』（『近世漢方集成』所収）ほか。
◎後藤艮山（1659～1733）：古方派の医。伊藤仁斎に学ぶ。著書は後藤流の医説を載せる『師説筆記』（『近世漢方医学書集成』所収）、後藤流灸法を伝える『艾灸通説』（『臨床鍼灸古典全書』〈オリエント出版社〉所収）。
◎菅沼周桂（1706～1764）：古方派の鍼灸医。著書は『鍼灸則』（『鍼灸典籍大系』〈出

版科学総合研究所〉所収）。
◎能美洞庵（1794～1872）：香川流の医。著書に『六診提要』（医道の日本社、復刻版）がある。
◎宮脇仲策（生没年不詳、1700年前後に活躍）：導引鍼法を提唱。著書は『鍼学発矇訓』（『臨床実践鍼灸流儀書集成』〈オリエント出版社〉所収）ほか。
◎森共之（1669～1746）：意斎流の秘伝書『意仲玄奥』（1696成）を編集（『日本腹診の源流』所収）。
◎矢野白成（生没年不詳）：夢分流の鍼医。著書は『鍼治或問』（1685刊）、『鍼治枢要』（1697刊）（ともに『臨床実践鍼灸流儀書集成』〈オリエント出版社〉所収）。

あとがき

　幸いなことに、40歳を超えたあたりから、体調不良でした。子どものころの事故の影響もあって、頭痛、肩こり、腰痛。40歳で、すでに五十肩を罹患しました。さらに、父親の体質に似たせいか胃腸が弱くて、何度も食中毒をし、便秘気味で、痔出血を繰り返していました。絶好調という時期は記憶にありません。虚弱というわけではないのですが、いつでも不調で、自分で鍼治療したり、してもらったりして乗り越えてきました。時には漢方薬を服用しました。40代後半にテニスを始めたことはよかったかも知れません。

　自分で鍼治療するのを「自鍼」といいます。矢野白成先生も、大分の首藤傳明先生も自鍼をなさっています。『鍼灸資生経』をまとめた王執中先生は、自鍼でなくて自灸していました。自鍼にしろ、自灸にしろ、鍼灸のありがたみ、効果が身に染みていますから、ことばに説得力があります。

　こんなわけで、鍼灸にはいろいろな治療法・理論がありますが、自分の体を通して有効だった方法・理論を採用しています。中でも、腹部の阻滞への温灸法が私には最も有効でした。直接疏通するにしても、五輸穴を使うにしても、背兪穴を使うにしても、腹部の阻滞を目標にすると、よく効きました。腹部が疏通すると、重荷が取り除かれて体力がついてきます。これが「扶正祛邪」なのでしょう。「祛邪」といっても何も排除していない、「扶正」といっても何も加えていない。ただ、疏通するだけで「扶正祛邪」しているわけです。かくして、腹部の阻滞は病気の根源であると確信しました。根源はおおげさかもしれませんが、そんなイメージです。

　腹部の阻滞の修復法として開発されたのが打鍼法です。打鍼は学ぶ機会がなくて、試すことはありませんでした。その代わりとして試してみたのが、透熱灸や温灸です。それがよく合っているらしくて、よく治りました。とこ

ろが、腹部の阻滞が、腹部だけの治療では十分に疏通しないこともあり、手足の五輸穴を使ったり、背愈穴を使うとよいことも覚えました。本書は、そのような経験を基にしたものです。

　本を書き終わったら、偶然、池田太喜男先生（1933〜1989）の「腹診法序文」が出てきました。『漢方と鍼灸の腹証－古今腹証新覧』（たにぐち書店）に収められている文章です。「治療室において外傷であっても、治り難い患者の腹には、硬結や軟弱に虚している部位、又圧痛が多く、飲食労倦等を現わしている。これらを経絡、経穴を使って治療を行うと症状の回復が早い。内傷の場合も、腹部の治療が十分行われた時ほど症状の回復にとっても興味あるものを示してくれる」とあり、興味深い臨床的経験がつづられていました。この文章の意味が分かるようになって、うれしさ倍増です。

　最初は、張家山医書の『脈書』は出土文献として、後藤流灸法は文献として、別々に勉強していましたが、『黄帝内経』と臨床体験などを織り込んで読み込むうちに、だんだん共通する糸筋が見えてきました。それが経脈の阻滞です。『脈書』を本山として系統立ててみると、いろんな疑問、悩みを解決することができ、さらに「右止左通」の答えを出すことができました。

　ツボを探って、艾炷を作り、火を付けて、そして取り除く。普段のことなので、簡単に書けると思い請け負いましたが、薄き才能のためとても苦労しました。何でもない一連の動きでも、ことばにするのはなんと難しいことか。さらに、背伸びして、分かりやすさを義務としたために、足踏みしたり、止まったり、なかなか前進しませんでした。

　この間に、兄弟子の金古英毅さんが亡くなりました。亡くなってから、頸の痛みと腰の痛みが出現し、抜け出るまでの1カ月は中断していました。再開しても勢いがつかず、だらだらしてしまいました。ようやっと書き終え、あとがきにたどりつき、とても安堵しています。

　本書を書くにあたっては、経脈説については横田観風先生の『経絡流注講

義』（医道の日本社）、診察については藤本蓮風先生の『体表観察学』（緑書房）、首藤傳明先生の『超旋刺と臨床のツボ』（医道の日本社）、ツボについては形井秀一先生の『治療家の手の作り方』（六然社）、藤本蓮風先生の『経穴解説』（メディカルユーコン）、戸ヶ﨑正男先生の『思うツボ』（ヒューマンワールド）、灸法については藤井正道先生の『灸法実践マニュアル』（BABジャパン）から多くの知恵をいただきました。御礼申し上げます。

　30年前は、勉強するにも、このような良書がありませんでしたので、たいへん苦労しました。今は先輩たちが、その学識を余すところなく、仔細にわたって語ってくれていますから、極楽のようです。どこにいても、誰でも、名人になれるのです。あとは学び、習うだけです。「学んで時にこれを習う」ということばが、『論語』の第一篇の冒頭に置かれていますが、なるほどよく考えた編集だと感心しました。

　知熱灸と灸頭鍼は、島田隆司先生を見習ったものです。何も恩返しができていませんが、先生に教わったことを後進に伝えることで、少しばかりの恩返しになるのではと願っています。

　本書の編集を担当してくださった赤羽さんには最初の読者になってもらいました。文章を手直ししてもらっただけでなく、初めての概念が多かった図案のイラスト化に苦心されたり、何から何までフォローしてもらいました。ありがとうございました。また、本書の機会を与えてくださった戸部慎一郎社長に御礼申し上げます。ありきたりの文章ですが、美辞麗句ではありません。おかげさまで、たいへん勉強になり、いい肥やしになりました。

2014年2月12日

宮川浩也

PROFILE プロフィール

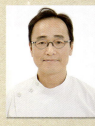

宮川浩也（みやかわこうや）

1956年、宮城県生まれ。1978年、東京農業大学農学部卒業。1981年、東洋鍼灸専門学校卒業の後、島田隆司氏に入門。1986年、みやかわ温灸院開業。1993年から東京衛生学園専門学校臨床専攻科非常勤講師、2009年から筑波技術大学非常勤講師。広島大学医学部客員準教授。日本内経医学会元会長、日本伝統鍼灸学会元副会長。

訳書に、『現代語訳啓廸集』（共訳、思文閣出版、1995年）、『医古文の基礎』（共訳、東洋学術出版社、2002年）がある。

共編著に、『素問・霊枢　総索引』（日本内経医学会刊、1993年）、『扁鵲倉公列伝幻雲注の翻字と研究』（北里研究所東洋医学総合研究所医史学研究部刊、1996年）、『素問攷注』（日本内経医学会・北里研究所東洋医学総合研究所医史学研究部刊、1998年）、『黄帝内経明堂』（北里研究所東洋医学総合研究所医史学研究部刊、1999年）がある。『素問・霊枢　総索引』は、1994年に第8回間中賞受賞（医道の日本社主催）。『黄帝内経明堂』は、1999年に第13回間中賞を受賞。著書『養心のすすめ　第2版』（鴬谷書院、2024年）がある。

裏表紙の陶器の写真は、丹澤章八先生（明治国際医療大
学名誉教授）お手製のモグサ入れです。わが温灸院のため
に作陶していただきました。

ブックデザイン・カバーデザイン：中西佑美（Beeworks）
イラスト：オオスキトモコ
写　真：田尻光久

温灸読本

2014年 3 月15日　初版第1刷発行
2025年 4 月25日　初版第5刷発行
著　者　宮川浩也
発行者　戸部慎一郎
発行所　株式会社医道の日本社
　　　　〒237-0068 神奈川県横須賀市追浜本町1－105
　　　　電話046-865-2161　FAX 046-865-2707
2014年 © KOUYA　MIYAKAWA
印　刷　ベクトル印刷株式会社

ISBN978-4-7529-1473-0 C3047